I0827014

En Busca de la Felicidad

Un Cambio Inesperado

Mayuri Saxena

ISBN: 978-1-7346953-1-1

Dedicatoria

A mi madre y hermano, quienes me amaron incondicionalmente a lo largo de esta aventura.

A mi amado cachorro, Theo, quien me brinda felicidad todos los días. Mamá te ama mucho.

A mis amigos y familia, quienes me han apoyado sin descanso durante cada paso del camino.

A Batman, quien creyó en mi y supo todo el tiempo de que yo era una superheroína.

Índice

~ Prólogo ~

En un periodo de dos años, me recuperé de relaciones tormentosas, me levante de nuevo, después de haber perdido mi empleo, y me enfrente a una gran cantidad de diagnósticos, desde los irreversibles, hasta los que ponen en riesgo tu vida. He visto mis sueños quebrantarse en miles de pedazos. Mi capacidad para caminar, correr y tener una vida 'normal' ha sido arrebatada de mi. He tenido la audacia de cuestionar si alguien sería capaz de amar a una versión 'discapacitada de mi'. ¿En algún momento podré tener hijos? ¿Podre cargarlos en mis brazos? He llorado lo suficiente como para rebosar ríos. E incluso me he atrevido a preguntar "Dios, ¿Por qué a mi?"

Por fin ya voy encontrando la paz. Cuando me veo al espejo, amo a la mujer en la que me he convertido, aún a pesar, de que no pueda mover mis piernas y de no poder ir al baño por mi propia cuenta. No se lo que el futuro me depara, ya que la muerte ocupa mi atención de vez en cuando. Y aún así, jamás cambiaría esta aventura, porque finalmente pude entender lo que se necesita para ser feliz. El día de hoy, finalmente sigo mi pasión de enseñar a otros y el poder disfrutar mis relaciones, pasando tiempo de calidad con mis amigos y familia. Mi busca de la felicidad me llevó por este camino, junto a cinco pilares, que yo siento han sido pasos críticos para llegar a ser la persona que soy hoy en día. Tener Perseverancia, Pedir Ayuda, Reciprocar, Tomar Acción Deliberada, y Aceptarse a Uno Mismo, estas son lecciones que he aprendido en el proceso de moldear a la nueva yo. Este ha sido mi viaje hasta ahora, y cómo, en el proceso, me encontré con la felicidad.

Parte I: La Vieja Yo

¿Acaso no es Romántico?

El desear algo es, trabajar para lograr una meta en particular, y eso requiere que una persona esté al tanto de las acciones y decisiones que toma. En cierto punto en la vida de las personas, uno busca menos y sigue más. Aceptamos que otros nos digan dónde, cómo y con quién encontrar la felicidad, éxito y satisfacción. Irónicamente, el momento en que empezamos a seguir la idea de la felicidad de otra persona, perdemos el rastro de nuestro propio camino. Por mucho tiempo, yo esperaba que la felicidad me encontrara a mi. Pero en realidad, siempre estuvo dentro de mi; sólo que no estaba enterada de eso. Mis relaciones, decisiones laborales y el propósito de mi vida eran imágenes prestadas que había recolectado de otras personas.

La mayoría de las niñas jóvenes, en algún momento de su vida, sueñan con el gran día de su boda. Yo jamás tuve una imagen clara de cómo iba a ser la mía, ya que crecí en un hogar tormentoso. Mis amigas llegaban, chismoseando sobre sus novios y los nuevos amores que tenían, mientras cursábamos la prepa, pero en ningún momento llegué a culparme a mi misma de esto. La escuela a la que fui, estaba ocupada en un 70% por mujeres, y los pocos solteros que había a elegir, no eran exactamente lo mejor de lo mejor. Así que decidí no tener una relación a tan temprana edad. Aún así, la presión de estar en una relación siempre estuvo presente en mi mente. Comencé a salir en la universidad, para "ponerme al día." Sin embargo, encontrarme con un novio adecuado era otra labor completamente distinta. En esta ocasión, había una gran elección de hombres, pero, yo tenía muy poca idea de lo que quería. Así que, cuando encontré al primer hombre que mostró un poco de interés en mi, y que no aparentaba ser un lunático o pervertido, decidí salir con él.

Algunos lo llaman "destino", cuando describo la forma en que conocí a mi esposo. Tomé la decisión, en la universidad, de explorar un nuevo país, diferente a los paisajes desarrollados de la Europa Occidental, los cuales muchos estudiantes de universidad, preferirían visitar. La mayoría de mis amigos conocieron a sus parejas por internet o en clubs. Pero yo conocí a mi novio en Mali, un país rodeado de tierra que se encuentra en la África Occidental. Él era un extranjero Pakistaní, trabajando en la industria textil, y yo, era una estudiante de segundo año de Universidad, dedicada a la investigación de infecciones intestinales por gusanos. Nos conocimos en un puesto local de hamburguesas, gracias a unos amigos que teníamos en común. De inmediato sentimos una chispa. Él era una persona buena y amable. Yo era joven. En realidad, esto tiene nada de malo, pero más adelante en mi vida me di cuenta que acababa de asentar cabeza. La imagen ideal de mi esposo ya había sido determinada por la sociedad India. El hombre con quien me casé venía de una familia de clase trabajadora y sólo había terminado la prepa. Sin embargo, de acuerdo a las tías y tíos de Asia del Sur, con los que apenas tenía relación, me debí haber casado con un profesional con una buena educación, ganando lo suficiente para soportarme a mi y a mi futura familia, si es que decidía convertirme ama de casa. Subconscientemente, sabía que estos eran estándares muy altos para mi, porque no podía imaginarme a mi misma en esa clase de relación, probablemente por mi baja autoestima. Incluso esos altos estándares de los que recibía bastante influencia, eran algo que no podía imaginarme. ¿Cómo alguien como yo podría tener algo tan bonito como eso? Esa era mi baja autoestima hablando.

Jamás fui la niña bonita de la escuela, la niña que traía a los hombres detrás de ella. Siempre fui gordita, crecí con familia y amigos que se burlaban de mi peso. Me sentía cómoda conmigo misma y no me interesaba mucho el maquillaje ni la moda. Mi prenda favorita de ropa era un gran y cómodo overol café que utilice por muchos años en la prepa. El pequeño diseño de Winnie-the-Pooh, que se encontraba estampado en la parte frontal, jamás me molestó, aún a pesar de que otros se reían de mi infantilismo. Siempre había esa presión por crecer y lucir de cierta forma. Si, de vez en cuando recibía algún alago de que era bonita, pero jamás sentí que esto fuera suficiente. Cuando veo mis fotos viejas, no puedo evitar notar que mis amigas tenían un mejor entendimiento de cómo aplicar delineador de ojos y lápiz labial de muchos colores brillantes. Mientras que yo, me encontraba dentro de mis cómodos overoles y no prestaba atención del estado de mi cabello rizado, algunas de mis amigas, que estaban más a la moda, habían empezado a tener citas durante la prepa. Yo pensaba que había algo malo en mi por no tener a una fila de chicos peleando por llamar mi atención. Ahora, adelantemos mi vida unos cuantos años, casada a los 26, con una persona que creí que le gustaba, para no decir amaba. El desear una casa, estar casada, 2.5 hijos y un perro, supuestamente era la meta final, ¿cierto? Por lo menos puedo decir que he tachado una de esas cosas de mi lista.

Aturdida un poco con los planes de boda, yo no podía entender la gravedad de lo que estaba sucediendo a mi alrededor. Estaba consiguiendo mi maestría cuando nos pegó la recesión del 2008. Y yo, sólo podía enfocarme en tener la boda perfecta. Era crucial que las cartas de invitación fueran del mismo color que las piezas decorativas. A pesar de que alguien se metió de forma ilegal al van de mi florista, tuvimos unos centros de mesa hermosos para la recepción y obtuvieron excelentes comentarios por parte de los invitados. Claro, la novia tenía que lucir perfecta. Para ese entonces, ya había aprendido a aplicarme maquillaje y dejé de sentir pena por utilizar lápiz labial rojo. El color tenía el tono correcto para mi piel color moca y hacía buen complemento con mi vestido blanco. Un par de tacones cubiertos de cristales, complementaban el look. El servir una cantidad ilimitada de alcohol y una buena variedad de comida adecuada para cada paladar era tan importante como tener el vestido perfecto. Por fin sentí que estaba recuperándome de todos esos años en los que fui la patita fea, al servir a mis amigos y familia una selección ilimitada de mariscos, complementos, y postres, todos en una misma noche. Incluso tuvimos una estación de crepas, la cual, desafortunadamente no pude probar porque, sin saberlo, ¡el invitado frente a mi tomó la última! Simplemente sonreí y dije a todos que no había problema. Pero en secreto, yo realmente deseaba esa crepa.

No había tiempo suficiente para llorar por oportunidades perdidas durante la hora del coctel. Teníamos que prepararnos para tener nuestro primer baile como esposo y esposa. El clásico vals, simplemente no hubiera sido aceptable, así que contraté a un coreógrafo para enseñarnos el mejor conjunto de pasos para que todo el mundo viera. La noche antes de la boda, recuerdo haber amenazado a mi futuro esposo de que no saldría a bailar con él, si no hacía el baile a la perfección. Realmente era injusto pedirle esto, ya que yo tuve años de experiencia bailando, y, para él, esta era su primera vez bailando frente a un grupo de personas. Afortunadamente para él, se desempeñó perfectamente durante el baile. La recepción duró toda la noche sin problema alguno. Ahora que lo pienso, tengo que darle crédito a mi esposo por haber sido un excelente equipo y por ser lo suficientemente paciente para aguantar las demandas de su loca esposa.

Los años anteriores a la boda estuvieron llenos de incertidumbres, me preguntaba si nuestra relación duraría, particularmente en un mundo después del 9/11, y a pesar de todas nuestras diferencias. Varios miembros de la familia pidieron hablar conmigo en privado, cuestionando la religión que nuestros hijos seguirían, si yo me convertiría, e incluso la ridícula pregunta de que si estaba segura de que él no era un terrorista. Intenté calmar las preocupaciones de todos y me dediqué a contestar cada una de estas dudas, con el propósito de satisfacer sus preocupaciones. No es normal contratar a un investigador privado para seguir a tu novio, aún peor, seguirlo a través de las atestadas calles de Karachi, Pakistán, pero bueno, incluso hice esto, sólo para probar de que él venía de una buena familia libre de antecedentes problemáticos.

Nadie me pregunta si realmente quería estar con él, después de pasar varios años en esta relación. En realidad, eventualmente me empezaron a preguntar si nos íbamos a casar. Jamás me di cuenta de que, en muy poco tiempo, ya había aceptado mi destino, el de ser su esposa. No tomé el tiempo suficiente para analizar hacia a donde estábamos yendo, algo que debí haber hecho. La casual conversación de cuándo casarnos, con muy poco esfuerzo, se volvió una realidad. El casarnos, sin darnos cuenta, se convirtió en la meta final de nuestra relación. Lo que realmente quería era tener a alguien que permaneciera a mi lado; alguien que luchara por mi; alguien que me deseara. Y quizás, hubiera notado que la relación ya se había vuelto monótona, porque jamás obtuve la propuesta que merecía o deseaba. La decisión de casarnos había terminado gracias a una simple conversación sobre si queríamos seguir con la relación con la finalidad de casarnos, o simplemente tomar la decisión de terminar. En Asia del Sur, uno no sale con alguien simplemente por salir. Así que, al final, decidimos casarnos, porque era lo que se esperaba de nosotros.

Recién Salida del Barco

La única cosa de la que me arrepiento fue que mi madre no me dio a luz en los Estados Unidos para que tuviera la oportunidad de postularme como Presidenta. En realidad, nací en una pequeña ciudad de la India, rodeada de familiares esperando a que yo naciera mientras comían samosas y tomaban chai. Al poco tiempo, nos mudamos a Estados Unidos cuando cumplí los dos años, junto con mi hermano menor que había nacido al poco tiempo de mi. Mis padres eran exitosos profesionales en la India, un doctor y un arquitecto, y fueron parte de la las primeras oleadas de emigrantes de la India que habían decidido establecerse en la Ciudad de Nueva York. Al crecer en Nueva York, uno puede decir que dos personas no cuentan con los mismos antecedentes culturales. El vecindario en donde crecí como niña estaba lleno de Europeos de descendencia Judía. Cuando entré a segundo grado, nos mudamos al centro de Brooklyn en una comunidad mayormente afro-americana. Aunque el edificio en el que vivíamos, tenía niños de nuestra edad, pequeños de familias Filipinas, Pakistanís y Rusas. Unos cuantos años después, nos mudamos a Flushing, a un lado de vecinos Italianos e irlando-americanos. Esto fue cambiando lentamente con el paso de los años, cuando empezamos a ver como la población de Asia del Este iba cambiando la dinámica de la comunidad. A pesar de no compartir la misma cultura que mis vecinos, compartíamos ciertas cosas: navegábamos la ciudad en metros y camiones, tomando toda oportunidad para conseguir dinero, ser Neoyorquinos y compartir el Sueño Americano con otros inmigrantes. Como hija de padres inmigrantes, crecí con una identidad dividida, como muchos de mis amigos. Me asocie con la cultura India mientras tomaba clases de baile clásico Indio y mientras veía películas Bollywoodenses en los 90s. A pesar de haber asistido a muchos conciertos mientras crecía, ahora admito con mucha pena, que fui a mi primer show, de un artista que no era de la India, a mis 30 años, un concierto de Justin Timberlake. Mi identidad Americana estaba moldeada por partecitas y piezas de la cultura pop. Las canciones de los Backstreet Boys, Britney Spears, y N' Sync sonaban a todo volumen en la radio, mientras pasaban episodios de Tres por Tres, Salvados por la Campana y Todo Queda en Familia en la televisión. Todos bailaban la Macarena, e incluso aprendí a hacer el square dance. Es un poco complejo mostrar mis habilidades del square dance ya que ahora me encuentro en silla de ruedas, así que tendrán que creerme.

¿Qué quiero decir con esto? – no puedes escaparte de vecindarios tan diversos si creces en la Ciudad de Nueva York. Tener una identidad divida era algo común. Ser diferente era aceptable, o por lo menos así lo creía yo. Septiembre 11, 2001. Cursaba el tercer año de prepa, estaba tomando mis clases de física en el sexto piso, viendo por la ventana hacia

Manhattan. Luego, los aviones tocaron tierra. La usualmente envidiable vista de los rascacielos de la Ciudad de Nueva York, pronto se convertiría en un escenario de proporciones terroríficas. Vimos caer las torres, una por una. Luego, tan sólo unos días después, el viento empezó a soplar hacía el este, dirigido a Queens, llenando el aire con el aroma de piel incinerada.

La tragedia de ese día unió a los Neoyorquinos, de una forma que nadie pensó que fuera posible. Los residentes sin hogar, recibieron uno; aquellos que perdieron a seres queridos recibieron el apoyo de amigos y de extraños; el crimen bajó drásticamente en toda la ciudad, mientras los Neoyorquinos ofrecían apoyo a toda persona que lo necesitará. Fue realmente bello ver a personas en distintas condiciones de vida, unirse y ofrecer su apoyo a la ciudad y a todos sus habitantes. Desafortunadamente, mientras los días pasaban, las noticias empezaron a discutir sobre los terroristas involucrados en el ataque, creando cierta discordia. Toda comunidad que compartiera cultura, religión o identidad nacional con los responsables del 9/11, empezaron a convertirse en "ellos" contra nosotros. A pesar de que yo todavía era menor de edad, no recuerdo haber sido atacada debido a mi nacionalidad, religión o color de piel, por lo menos no hasta después de que cayeron las torres. Claro, cualquier inmigrante Neoyorquino te dirá que se enfrentaron a todo tipo de prejuicio debido a sus antecedentes, pero nada al nivel que algunos grupos tuvieron que enfrentarse después del 9/11. Para algunos, el entorno político en Nueva York segregó a los residentes y creó una mentalidad de "nosotros contra ellos."

Un miedo comenzó a contagiar a toda la ciudad, los incidentes de gente yéndose contra sus propios vecinos incrementaron. No era raro ver o escuchar gente diciendo insultos raciales contra aquellos de descendencia Árabe o de Asia del Sur, a lo largo de la ciudad y del país. Por otro lado, el miedo igual se propagó entre las comunidades de inmigrantes, mientras el número de ataques físicos incrementaba. De un día a otro, ciertas comunidades de inmigrantes se habían convertido en enemigos del estado. A pesar de que la identidad nacional de los terroristas, en su mayoría, eran de estados Árabes, esto no detuvo a mi padre de intentar tomar medidas precautorias para prevenir que fuéramos un objetivo más. Él me dijo, "Mayuri, sería más seguro si empezaras a usar un bindhi," una estampa roja que la mayoría de las mujeres de la india utilizaban en medio de la frente, esto usualmente sugería que eran Hindús. Recuerdo escuchar las palabras de mi padre y me preguntaba por qué debería protegerme a mi misma de esta forma. Le dije que todos los ignorantes, no entenderían la diferencia entre alguien de la India o alguien de Arabia Saudita, o alguien de cualquier país vecino de Arabia o de algún país de Asia del Sur. Él no quedó muy convencido con mi respuesta, pero al final no sucumbí a sus miedos. Me negué a utilizar el bindhi de forma regular. Esto no quería decir que no me sintiera preocupada por mi seguridad. Era terrorífico ver las noticias y observar a otros Neoyorquinos similares siendo atacados, recibiendo insultos y pidiendo que se regresaran a sus países, actos de pura ignorancia y odio. A partir de ese momento, camine una línea muy delgada entre mi identidad Americana y la identidad India.

Antes del 9/11, me interesaban varios temas, como la ingeniería o el arte. Pensé que algún día sería una astronauta y trabajaría para la NASA. Y si ese plan fallaba, entonces me iba a convertir en animadora de Disney. El sin fin de las noticias que tocaban el tema de este terrible día se estaban convirtiendo en el enfoque central de la mayoría de las personas – especialmente en Nueva York. Yo estaba pegada al televisor. Jamás había escuchado de al-Qaeda o entendía las complejidades de los asuntos globales, especialmente cómo estos estaban relacionados a nuestro lugar en el mundo como Americanos. El ser una astronauta o animadora ya no parecía tan emocionante; 9/11 cambió la trayectoria de mi vida.

La primera pregunta que me hicieron fue, “Qué puede hacer uno después de graduarse de una carrera de Relaciones Internacionales?” No estaba segura, así que contesté, “Ser un diplomático,” “¿Podrás hacer suficiente dinero para vivir bien?” De nuevo, nada segura de mi respuesta, contesté, “Si.” De cierta forma convencí a mi familia de dejarme ir a Washington D.C., el centro de la política. Después de llegar a D.C, rápidamente aprendí que, el conseguir cualquier posición federal o una posición sin fines de lucro, era el camino indicado a seguir después de graduarme. Para permanecer competitiva contra el nuevo flujo de estudiantes interesados en un mundo después del 9/11 dentro del programa de mi escuela. Tomé la gran decisión de irme a Mali para conseguir un poco de experiencia de campo. Poco sabía que en ese momento, la delgada línea que dividida a mi identidad India y la Americana estaba a punto de quebrantarse.

Enemiga del Estado

Años después, me encontraba haciendo lo que me habían aconsejado y seguí con el plan de conseguir una maestría en desarrollo internacional, después de haberme graduado de la universidad. Las personas de Asia del Sur juran por esta fórmula otorgada por la vida: primero, enfócate en tu trayectoria personal; consigue un trabajo de inmediato; cásate; ten hijos; trabaja por treinta años, luego retírate en una casa grande. Si sigues esta fórmula al pie de la letra, tus hijos, también seguirían tus pasos. Los caminos alternativos que ofrece la vida, como tomarte un sabático para viajar o trabajar, o embarazarte antes del matrimonio, o incluso vivir con un novio, simplemente no cuadraban con esta fórmula. Así que, decidí seguir la fórmula y pensé que todo me iría bien. Poco sabía, a mi temprana edad, que la fórmula sólo funcionaba para muy pocas personas. Desafortunadamente, descubrí que esta esquema de vida predeterminada, simplemente no estaba hecha para mi.

La boda perfecta no me había preparado a estar desempleada por varios meses después de la boda. Acababa de terminar mi maestría y no podía esperar más para conquistar el mundo. Sin embargo, tuve cero entrevistas el primer año en que estuve buscando empleo. El país estaba pasando por una recesión. Por pura suerte, fui a una feria de trabajo que presentaba un panel de discusión, enfocado en recursos humanos. Un especialista de RH, dejó sin palabras a todos en la audiencia, gracias a que nos relató que si teníamos una carrera en relaciones internacionales, fue una decisión inútil, ya que ofrecíamos cero conocimiento técnico o administrativo para la industria. Sentí como un fraude al haber convencido a mi familia de que podía hacer algo de mi vida con el camino que había elegido. También nos suplicó que consiguiéramos las habilidades correctas para el trabajo. Me sentí derrotada, decidí regresar a la escuela y aprender una carrera más 'útil', una carrera en administración pública.

A partir de este momento, debí haberme dado cuenta que estaba dejando que las circunstancias y la sociedad dictaran la forma en que vivía mi vida y a lo que debería aspirar. Mi busca por la felicidad dejó de ser mía. De hecho, la había perdido hace mucho tiempo, pero a estas alturas, había viajado por el camino equivocado por tanto tiempo, que me encontraba tomando decisiones que no eran nada apegadas a lo que yo era o lo que yo quería.

Los nombres de los que perecieron el 9/11 habían sido mencionados por lo menos unas 10 veces mientras yo cursaba mi segunda maestría. El deseo de conseguir un empleo después de graduarme, iba en aumento, mientras pasaban los meses. En esta ocasión, había sido particularmente activa en la escuela. También participe en varias actividades extracurriculares. Así que no fue sorpresa cuando tome la decisión de aplicar para entrar a un internado con el FBI a través de una beca de mi escuela. Yo era ciudadana Americana y estaba libre de antecedentes penales. De hecho, ya había pasado por otros internados con el gobierno federal y ya me habían hecho varias revisiones de seguridad. Esto iba a ser muy bueno para mi carrera, muchos me dijeron esto. Así que me emocionó mucho cuando me entere que yo era una de las finalistas para conseguir esta posición. Los procesos estándares incluían todo el papeleo habitual, una entrevista, el polígrafo, y otros detalles similares. Como típica niña nerd de padres inmigrantes, me fui confiada de que empezaría mi internado tan pronto pasara por este proceso. Estaba equivocada.

Los polígrafos lucen atemorizantes si es que has hecho algo malo. Mientras me conectaban el polígrafo, me preguntaba qué tan cierto era lo que pasaba en las películas. ¿Acaso James Bond tuvo que pasar por esto? Era emocionante y este era tan sólo otro paso que tenía que vencer antes de comenzar con esta sorprendente oportunidad.

Finalmente, empezaron a hacerme algunas preguntas. El pequeño cuarto era lo suficientemente grande para poder tener una mesa y un par de sillas con todas las comodidades. Sin ventanas, claro. Me senté con toda la calma del mundo, mientras contestaba varias preguntas sobre mí, mi familia y mis antecedentes. El polígrafo comenzó preguntando lo usual, o a lo que yo llamaría, la parte de las preguntas indignantes, como si entre mis planes estuviese el de derrocar al gobierno o si me había unido a un grupo militar. El haber crecido en este país desde los dos años y al no conocer otro hogar, estas preguntas parecían las más fáciles, cosas que cualquier persona podría contestar. Pero se me olvidaba que yo no era una persona común y corriente, sobre todo una promedio. En ese momento, para el polígrafo, yo era Mayuri Saxena, la esposa de un Pakistaní e hija de padres inmigrantes.

El polígrafo se dio la vuelta para dirigirse a mi, en ese momento me dijo que había fallado la prueba "¿Cómo?" Contesté. "No contestaste con la verdad cuando te pregunté si usted se encontraba apoyando económicamente a grupos terroristas." ¿Cómo?" salió de mi boca de nuevo. Él me repitió lo que acababa de decir. La confusión me causó risa. Esto claramente no era un chiste, yo pensé, no recuerdo que esto haya pasado alguna vez en las películas de James Bond. ¿Cómo pudo pasar esto? Esto era más como un episodio de Quantico y yo era una versión barata de Priyanka Chopra, con un set adicional de caderas. El polígrafo no lucía tan encantado por la situación, y luego comenzó la interrogación. ¿Cómo conociste a tu esposo? ¿Quienes son los amigos de tu esposo? ¿Alguna vez le has dado dinero a tu esposo? ¿Por qué dudaste en contestar esa pregunta? ¿Qué tan seguido habla usted o su esposo con los amigos de su esposo? ¿Confía en su esposo? ¿Su esposo es terrorista? Sentí como la sangre subía a mi cabeza. Me estaba hundiendo en mi propio pánico. Quería largarme de ahí. Mi familia tuvo mucha suerte de ser de los pocos que no tuvieron que aguantar este racismo antes del 9/11, pero hoy, temía por mi familia.

Después de ser cuestionada sobre mi lealtad y sobre mi boda con un Pakistaní, me dijeron que recibiría una carta sobre mi candidatura para el internado. Me retiré de esa oficina, llena de terror y empapada en lagrimas. No hace falta decir que no conseguí el internado. El reclutador me dijo que le impresionó que haya llegado tan lejos, y que podía agregar a mi currículo que fui una de las finalistas para entrar a un internado con el FBI. ¡Que audacia! Lo que me llevé del FBI fueron pesadillas, pesadillas de recibir una redada por parte del FBI y mucha, muchísima paranoia. También fue un tiempo muy difícil para mi esposo. Era bien sabido que había varios agentes del FBI espiando las mezquitas locales. Tenía miedo de ser asociada con la gente equivocada y desafortunadamente, no dependía de nosotros decidir quien era la gente correcta e incorrecta en estos tiempos. Esperaría por él afuera de la mezquita para irnos juntos después de sus plegarias, todo por esta paranoia que contaminaba a todos. Ahora, como hubiera deseado que las pesadillas y la paranoia hubieran sido las peores de mis preocupaciones. Todo lo que llevó a lo siguiente parece más un sueño, ahora que lo pienso.

Parte II: Yo Creciendo

Jefes Horribles

Traté de dejar atrás esta terrible experiencia con el FBI y completé el resto de mi maestría sin problema alguno. Una oportunidad para trabajar con el gobierno federal surgió a través del Presidential Management Fellowship, un programa competitivo de dos años, abierto a recién graduados que busquen comenzar sus carreras en el servicio federal. Más de 10,000 solicitantes tomaron el examen escrito ese mismo año, de los cuales, sólo unos cuantos fueron invitados a Washington D.C para tomar la evaluación oral, una entrevista que dura todo un día, para probar las habilidades de pensamiento crítico del individuo y del grupo.

Mi impresora no era digna de este trabajo. Necesitaba el papel y la tinta más fina para la ocasión. Aún así se sintió como un sueño. Unos meses después de completar el examen escrito, había sido seleccionada como finalista para la prestigiosa beca y ahora era mi turno de brillar

Estaba súper emocionada de haber aceptado una oferta de trabajo en Washington, D.C como Analista de Programa, de una agencia federal que conocí en la feria del trabajo. A pesar de no haber sido una agencia y posición laboral por la que estaba emocionada, simplemente estaba feliz de haberlo logrado, o por lo menos eso creía yo. Conseguí mi propio departamento y amueblé los cuartos con todos los muebles de Bob. Incluso conseguí una alfombra que hacía juego con todas las pinturas personalizadas creadas por mis primos. Sentía que, por primera vez, todo me estaba saliendo bien. Y tan pronto llegaban las buenas noticias, un dramático giro de eventos derribó mi espíritu. De la nada, la misma agencia federal me dijo que estaban revocando mi oferta de trabajo.

Recibí una carta en el correo explicando que, debido a un chequeo parcial de antecedentes, no era elegible para este nuevo empleo. Confundida por lo que había pasado, me puse en contacto con el programa de becas para que me aclararan el asunto. ¿Acaso era legal que ellos anularan mi oferta, sin un chequeo completo de mis antecedentes? A pesar de mis mejores esfuerzos, no obtuve una respuesta clara de sí esta agencia estaba en todo su derecho de enviar esa carta, pero tampoco esperaba que me la dieran. Pero lo que sucedió después, me sorprendió y me hizo sentir muy incomoda. Unos días después, recibí una carta diciendo que, repentinamente, había recuperado mi trabajo y que debía reportarme a trabajar en las próximas dos semanas. Mis amigos y familiares me felicitaron por haber recuperado mi empleo, pero muy dentro de mi, no quería ser parte de un trabajo que quería deshacerse de mi en primer lugar. No tenía idea de por qué no me querían, pero sólo podía asumir que todo estaba relacionado a mi desastrosa prueba con el polígrafo. La beca en sí, es una excelente introducción al gobierno para servidores públicos aspirantes que quieran un puesto a nivel administrativo, pero esto no te garantiza que conseguirás empleo. Al final de una beca de dos años, si la agencia no te ofrece una posición permanente, entonces tendrías que retirarte de la agencia. Mis amigos y familiares me convencieron que el peor escenario posible no era tan malo, y siempre podría buscar otro trabajo al final del internado. Sentía algo en la boca del estomago que me decía que algo no estaba bien. Pero, al parecer, yo era la única preocupada. Y con indecisión, acepté la oferta, a pesar de que mi instinto me decía que no lo hiciera.

Mi inducción se sintió como una escena incomoda durante una cita a ciegas que está yendo muy mal. Podía ver a través de los ojos del gerente, estaban tratando de pretender que nada había pasado. Y yo, tratando de hacer esta primera cita menos incomoda, devolví una sonrisa nerviosa, pero en secreto, yo deseaba que todo terminara pronto. Mi incomodidad en el trabajo no desapareció con el tiempo. Sentía que debía vigilar mi espalda a todo momento, mientras navegaba a través de este nuevo trabajo, sin saber sus verdaderas intenciones.

A pesar del hostil ambiente de trabajo, mi reasignación con mi agencia seguía siendo algo digno de ser celebrado. Vencí toda probabilidad e hice que mi familia se sintiera orgullosa. Conseguir un trabajo en el gobierno, era considerado prestigioso en la cultura India, ya que este es un trabajo estable, con excelentes y únicos beneficios, y ser parte del gobierno Americano, era especialmente emocionante para mi familia. Además de esta tan aclamada posición laboral, estaba recibiendo un sueldo decente, lo suficiente para mantenerme a mi y a mi esposo. Una sensación de alivio llegó a mi, cuando empecé a ver que el saldo en mi cuenta bancaria iba en crecimiento. Recuerdo que me prometí hacer suficiente dinero cuando tomé la decisión de buscar una carrera en relaciones internacionales hace unos ayeres. El dinero por fin estaba entrando a mi cuenta al final el día, y estaba en camino a recibir un puesto gerencial en algunos unos años. Todo parecía perfecto. Idealmente, conseguí la vida de 9 a 5 perfecta. Sin duda alguna estaba en el camino correcto para llegar a la felicidad. O por lo menos eso pensaba yo, no importaba que mi cerebro no estaba siendo estimulado en este ambiente laboral poco saludable, o que había sido enmarañada en una red de burocracia y políticas de oficina. Por ejemplo, en el primero proyecto colectivo al que me asignaron, noté cierta resistencia, cuando sugerí hablar con otra oficina dentro de la agencia que contaba con la información necesaria. Aparentemente, no estaba al tanto de las políticas internas y relación laboral hostil entre estas dos oficinas. Gerencia me advirtió y me recomendó que si me importaba mi carrera laboral, que mejor buscará con quien más colaborar.

Con el paso de los meses, empecé a entender como caminar entre la delgada línea entre avanzar en mi carrera y el no hacer enojar a mis jefes más de lo necesario. Me aseguré de ser voluntaria en proyectos complejos y jamás me negué a toda tarea que exigieran. Desafortunadamente, ese elefante en la habitación jamás desapareció. Al entrar al segundo año de mi beca, mis consultas sobre el procesamiento de mis antecedentes empezaron a multiplicarse, mientras que mis compañeros se encontraban completando los suyos y ya estaban buscando otras oportunidades. Esperé, y a pesar de que me dijeron que todo estaba avanzando con normalidad, podía ver a través de su delgado velo. Empecé a notar que poco a poco me estaban haciendo a un lado. El estrés me infectó, y nunca me tomé el tiempo para ir a ver a un médico, cuando, extrañamente, mi pierna derecha comenzó a temblar violentamente a pocas semanas de terminar mi beca. Poco a poco iba aceptando que la agencia no tenía entre sus planes el ofrecerme una oportunidad laboral más allá de estos dos años, especialmente cuando en la oficina, me empezaron a hacer varias preguntas sobre mi familia, mi esposo, y mis otras afiliaciones. Esta fue la primera vez en mucho tiempo que escuche que había algo malo en mis antecedentes. Lentamente, sus velos empezaron a levantarse. El problema, fue exactamente mi preocupación inicial: el polígrafo del FBI, las preguntas sobre mi familia, la familia de mi esposo y mis múltiples viajes. Empecé a escuchar sirenas en mi cabeza, pensaba que estaba a punto de perder mi empleo. Intenté entender sus preocupaciones e hice todo lo posible para demostrar que yo iba en serio, incluso si esto significaba olvidarme de todo bien que tuviera en el extranjero. Absolutamente todo. Transferí todo lo que potencialmente fuera mío a mi familia y no podía sentirme más desnuda y vulnerable por dentro. Yo pensaba que tenía lo suficiente para explicar cualquier inconsistencia. Pensé que había hecho todo lo posible para demostrar que era lo suficientemente Americana.

Sin embargo, después de trabajar dos años en una oficina con baja moral y una misión a la que le tenía cero pasión, fui despedida, tres días antes de que mi beca terminara, manchando permanentemente mi registro federal. Mi jefa me había llamado a su oficina para hablar sobre qué pasaría con mi beca. Mientras entraba a su oficina, empecé a sentir mariposas en el estomago, vi un rostro familiar, mi amiga quien trabajaba en el departamento de Recursos Humanos, y al principio me alegré de verla ahí. Sin embargo, de lo que no me di cuenta, es que, en realidad, ella estaba ahí para cumplir con el protocolo oficial de la agencia, a petición de mi jefa, para presenciar mi despido. Ahora que lo pienso, fui muy ingenua con todo lo que estaba pasando, porque no pude unir las piezas cuando vi la seriedad en la cara de mi amiga. Ella en realidad, dijo nada durante la junta y apenas hizo contacto visual conmigo, mientras mi jefa leía la carta mencionando la mala conducta como la razón de mi despido. Me sentí mal por ella, porque éramos amigas y deseé tener la oportunidad de despedirme, pero mi jefa jamás me dio esa oportunidad. Ella inmediatamente me ordenó que la acompañara a mi escritorio, pasando a un lado de todos mis colegas, gente con la que trabaje estos últimos dos años. Un dato curioso: aún te ofrecen cajas para que limpies tu mesa en 10 minutos, pero decidí irme con la frente en alto y metí todas mis posesiones en tres bolsas de plástico del súper. No necesitaba que me hicieran el favor. Me retiré del edificio antes de darme cuenta de lo que había pasado y simplemente me quedé parada en ese mismo lugar, con una sensación de confusión total.

Mis amigos solían burlarse de mi en la escuela por ser tan bonachona. Recuerdo algo claramente que sucedió en octavo grado, durante la clase de ciencia social, nos encontrábamos tomando un examen y al parecer la mayoría de mis amigos no se habían preparado para este. Sin embargo, yo estaba muy confiada, ya que me la pasé estudiando todas las noches. Durante el examen, me dediqué a leer varias veces las preguntas, poco a poco empecé a notar como los escritorios de mis amigos empezaron a acercarse al mío. Sin duda alguna tuve el sentimiento de que estaba siendo observada, y cuando volteaba a ver sobre mi hombro, mis amigos me susurraban para que les diera las respuestas del examen. La maestra no era de avanzada edad, pero aún así, no fue lo suficientemente rápida para ver como intercambiábamos palabras. Ella tenía un gran aparato auditivo en su oído derecho, pero claramente, necesitaba uno mejor. Empecé a susurrarles que me dejaran en paz y me negué a hacer trampa en el examen. Pero el círculo de mesas empezó a hacerse cada vez más chico, más pegadas a mi. Repentinamente, levanté mi mano y pedí a la maestra si podía mover mi escritorio hasta la esquina del salón. Sorprendida, ella preguntó la razón. Le contesté que en ese lugar me sentía más cómoda. Aún confundida por mi petición, ella hizo un gesto con su mano, otorgando el permiso que necesitaba para poder alejarme de todo este grupo y terminar mi examen en total soledad. Mis amigos aún así me amaban a pesar de no haberles ayudado ese día, porque sabían que yo no era del tipo de persona que tomaría el camino fácil y haría trampa.

Ahora desearía haber tenido a mis amigos ese día conmigo, mientras me sacaban de la oficina.

Quería que mis amigos le dijeran a mi jefa que yo jamás haría trampa, mucho menos tener un comportamiento que fuese considerado como “mala conducta.” En esencia, hice nada malo. Creo que me quedó claro que, sin importar lo que hiciera para rectificar la situación, simplemente no me querían ahí. La mala conducta fue su forma ruda de sacarme.

Al poco tiempo de retirarme del edificio, sentí una gran sensación de alivio y sabía que por fin era libre. Al mismo tiempo, comencé a reír. Reírme de mi misma. Reírme de la situación. Pero mi risa en muy poco tiempo se convirtió en llanto apenas llamé a mi mamá para darle las malas noticias. Ella me pidió que hiciera el viaje de cinco horas de vuelta a Nueva York esa misma tarde. Rápidamente fui a mi departamento para agarrar algunas cosas y me fui camino a casa. Los días consecuentes involucraron unas cuentas llamadas a mi abogado y a la oficina de Igualdad de Oportunidades en el Empleo durante el día, y el interminable llanto en el parque, sola por la noche. Tuve la oportunidad de huir de todo esto y jamás tener que volver a pensar en este trabajo de nuevo, pero estaba cansada de huir de la persona que supuestamente debería ser. Contra todo instinto, decidí pelear por mí misma, lo que resultó en meses de procedimientos con la Comisión de Igualdad de Oportunidades en el Empleo que siguen sin resolverse hasta este día.

No hace falta decir que me sentía devastada por todo lo que había ocurrido este día. Me dijeron a lo que debería aspirar, y trabaje arduamente para llegar a ese punto en mi carrera. Pasaron varias largas noches de llanto sin fin, y mi mente estaba completamente nublada. No podía ver más allá de mis preocupaciones y ni siquiera noté la señal de No hay Vuelta a la Izquierda pasando una esquina que juraba ya había pasado miles de veces. Por fin, obtuve mi primera multa después de 12 años de tener un registro de conducir impecable, al tomar una vuelta ilegal a la izquierda. Mientras el oficial preparaba mi multa, yo pensé, ¿Así es como esto termina? ¿Siendo llevada a la cárcel por una multa? Estaba segura que esto era real para gente como yo. La mirada de cansancio y dolor en mis ojos hizo que, incluso el oficial, se sintiera incomodo. Su actitud jovial desapareció apenas detuvo a una mujer que estaba teniendo un mal día.

En camino a casa, me pregunté cómo había llegado a esta posición en primer lugar. Yo creía que estaba haciendo todo bien. Pensaba que iba detrás del sueño correcto. Pero no me había dado cuenta de que ya no era mi sueño el que estaba buscando. En algún lugar entre mi exploración de las cosas que me gustaban en la universidad y mi búsqueda por un trabajo en el "mundo real," comencé a buscar la salida fácil y dejar que la sociedad me dijera que camino tomar. ¿Alguna vez pasó por mi cabeza que estaría trabajando en una oficina con una baja moral y con una misión que a mi no me interesaba? No. Pero heme aquí, pretendiendo el querer estar ahí, cuando la vida me recordó mi propósito de verdad. El darme cuenta de que el camino que había tomado hasta ahora no era propio, sólo me forzó a ver mi compás interno y comenzar el verdadero viaje a redescubrir quien era realmente.

Era libre. Libre de este horrible trabajo y libre de mi vacío matrimonio.

Lanzamiento Fallido

A diferencia de una botella de vino, mi matrimonio no se puso mejor con los años. Mientras transcurrían los años, mi esposo y yo cada vez nos distanciábamos más y más. Pero recibí una cantidad de amor y respeto infinito por parte de su familia para compensar lo que hacía falta. Recuerdo mi primer viaje a Pakistán mientras estudiaba la universidad, con el plan de conocer a sus hermanos y padres. Lo cual pudo haber sido una experiencia terrorífica, resultó ser el descubrimiento de una nueva familia que jamás creí tener. Aterricé en Pakistán, cerca de la media noche a mitad del invierno. Pronto llegué a un pequeño departamento, amueblado con una fila de colchones en cada esquina y fui brevemente recibida por sus familiares medio dormidos, antes de que todos regresaran a dormir. Emocionada, no pude dormir por el resto de la noche y me puse a platicar con el padre de mi esposo, al quien llamaba Papá. El aparentaba ser un alegre viejito con una panza redonda y largos lóbulos que se estiraban a lo largo de sus mejillas. Él era muy recatado y propio, y, con mucho cuidado, doblaba pedazos importantes de papel para evitar que se perdieran. Tomó mi pasaporte y lo guardó en su cajón especial. Él quería asegurarse de que me sintiera segura y me trató como si fuera parte de su familia. Mientras amanecía, mencioné que tenía hambre y Papá se encargo de comprarme un especial desayuno Pakistaní de pan frito y un tipo de budín dulce con garbanzos picantes como acompañante. Mi boca salivaba mientras ingería los alimentos, terminando con todo el plato en cuestión de minutos. Me sentí como parte de la familia. Sin embargo, no sabía que, definitivamente, iba a ser parte de la familia durante las horas siguientes ya que terminé seriamente envenenada por el desayuno.

No hubo tiempo para introducciones. Los hermanos y hermanas de mi esposo entraron en modo de hermandad y comenzaron a cuidarme mientras llamaban a un doctor para ir a la casa para administrarme liquido Intravenosa, con la intención de hacerme sentirme mejor. Sentí como si nos conociéramos desde hace muchos años. Aún nos reímos de esa situación. A pesar de no haber recibido la propuesta que deseaba, sin duda alguna, puedo decir que obtuve una nueva familia que jamás creí querer.

A pesar de tener una gran relación con la familia de mi esposo, sentí más como si viviera con un compañero de cuarto que con mi pareja. Yo sabía que esto fue tocar fondo, cuando mi esposo regresó después de meses de estar separados y no tenía interés en tener contacto físico conmigo. No comprendía la razón de por qué estaba sucediendo todo esto. Vi todas las señales de peligro antes de que se fuera de viaje. Pensamientos de no ser lo suficientemente buena empezaron a contaminar mi mente. Sabía que había ganado unos kilos de más, después de la boda y pensaba que era yo el problema. Quizás no estaba haciendo lo suficiente. No todos aprecian un par de lonjitas. Mientras él se fue por ese largo periodo de tiempo, yo me dediqué a perder peso y finalmente lucía lo suficientemente atractiva para él. Pero esto no fue suficiente. De hecho, esto ni siquiera se trataba de mi, pero no me di cuenta en ese momento.

Así que intenté hablar con él desde el principio de mi internado, sobre tocar de nuevo el plan original de tener hijos, y tuve la sorpresa de enterarme que ya ni siquiera estaba interesado en besarme. Me rompió el corazón y me dediqué a buscar las respuestas para salvar mi matrimonio. La tensión entre nosotros fue creciendo, día a día, fue hasta después, tras terminar con unas sesiones de terapia matrimonial que me di cuenta que la conexión entre nosotros ya no estaba ahí.

Al recordar todo esto, me pregunto si alguna vez existió esta conexión. Yo sabía que nos queríamos, pero tomando en cuenta que decidí sentar cabeza con la primera persona que conocí, fue una causa perdida el intentar encontrar la felicidad con él. De hecho, me acaba de dar cuenta que dependía mucho de la validación de otros. ¿Acaso era la esposa correcta? Probablemente no. Pero el pensar que necesitaba ser la esposa perfecta para ser feliz era algo completamente erróneo. Pensar que necesitaba estar en una relación para ser feliz fue un error incluso mayor. Las cosas habían sucedido de inmediato después de que mi esposo y yo, nos dimos cuenta que no estábamos hechos el uno para el otro, y un mes después, nos separamos. Nos divorciamos menos de medio año después. Nuestro matrimonio había terminado oficialmente unos meses antes de ser despedida. Finalmente era libre para ser yo misma y para entender y llegar a conocer a la mujer en que me había convertido. Esto no quiere decir que no me gustaría estar en otra relación de nuevo, pero la relación conmigo misma es primero. Me había establecido en la muy frágil base de una relación antes de tiempo, simplemente porque no confiaba en mí misma para ser feliz. De aceptar mi destino como su esposa a creer que no era lo suficientemente buena para él, me había preparado para estar en un matrimonio vacío. Fue hasta que me di cuenta de las decisiones que estaba tomando en las relaciones que tenía, internas como externas, que finalmente di un paso más para encontrar mi paz interna.

Gatos

Después de terminar con el proceso de divorcio y de ser despedida, me encontraba entregando mi departamento. Hice mi último viaje de vuelta a Nueva York para irme a vivir con mi madre. Esto fue a finales del 2016, ahora soltera, sin empleo, y exhausta. Sin embargo, al parecer, mis malos días acababan de terminar. Por lo menos, estaba de regreso en casa y me sentía segura. Después de un mes de llanto por haber perdido mi trabajo, me volví a poner de pie para empezar a buscar empleo y asistí a la feria local del trabajo en mi alma mater, donde tuve suerte y conseguí una entrevista. Aún traumada por el despido, me sentía nerviosa de platicar con mi potencial empleador, sobre las razones de por qué me salí de mi trabajo anterior. Pero ya estaba cansada de pretender ser alguien que no era y tomé la decisión de ser honesta durante la entrevista. La entrevista salió muy bien y podía notar que había impresionado a los dos entrevistadores. Pero justo antes de terminar, interrumpí la entrevista para hacerles saber que tenía que sacar algo que me tenía guardada. Les dije que había sido despedida de mi previo empleo y que si esto sería un problema para ellos, que lo entendería perfectamente y que preferiría no hacerles perder su tiempo a partir de este momento. Hubo un momento de silencio en la habitación, luego, uno de los entrevistadores dijo que apreciaban mi honestidad y que me harían saber. Nos dimos la mano y me subí al metro camino a casa, sintiendo una sensación de alivio. Para mi sorpresa, ellos me llamaron para asistir a una segunda entrevista y eventualmente conseguí el empleo como Auditora Gubernamental con la agencia de la ciudad.

El trabajo era distinto. Amaba a la gente con quien trabajaba. Mis supervisores me apoyaban y me empujaban a tener éxito en mis roles, a diferencia de mis supervisores pasados. Recuerdo un día, cometí un error en mi reporte y esto me había causado mucha ansiedad, pero mi nuevo supervisor me dijo que no había problema y que estaba haciendo un gran trabajo. El sin fin de meses de tener que caminar sobre cascaras de huevo en mi antiguo trabajo, sin importar lo duro que trabajara, no me habían preparado para lo que mi nuevo supervisor me estaba diciendo. Me di cuenta que no tenía confianza en mi misma y necesitaba cambiar eso. Si trabajaba lo suficientemente duro, me probaría a mí misma, que valía la pena invertir tiempo en mi. Quizás, incluso podría recibir una promoción y finalmente ahorrar lo suficiente para conseguir la mejor cooperativa que alguien pudiera comprar con un humilde salario de empleada pública. Con este nuevo empleo, no iba a poder retirarme en el tiempo que yo esperaba, pero según mi estimación, esto sólo era una diferencia de un par de años. Por lo menos los beneficios eran buenos. Estas eran las cosas que me decía a mí misma. Aquí es cuando me debí haber dado cuenta que aún no había aprendido mi lección. Me acababan de dar un nuevo comienzo pero aún estaba intentando aplicar la fórmula a mi vida. No me di el tiempo suficiente para analizar lo que realmente quería y no me estaba dando cuenta que el camino que estaba tomando iba a hacer que me estrellara contra la realidad.

Mi nueva oficina se encontraba en el corazón del centro de la Ciudad de Nueva York, y tome toda ventaja del poder comer mi lunch fuera de la oficina para admirar el horizonte de la ciudad. La hora del lunch era el tiempo perfecto para contemplar mi nuevo futuro. Pero mientras soñaba con subir posiciones, pronto me encontré muy cerca del suelo, literalmente. Apenas llevaba un mes en el trabajo y ya estaba pensando en navidad que llegaba la siguiente semana, cuando repentinamente mi sueño fue interrumpido. Estaba caminando, cuando, de repente, colapsé sobre la banqueta. De alguna forma llegué al piso. Eso es raro. Asustada, intenté ponerme de pie, mientras dos desconocidos venían a toda velocidad para ayudarme a levantarme. Me preguntaron si estaba bien, y sin saber lo que había pasado, les hice creer que probablemente me había tropezado con algo. Desearía ser la persona más torpe en el planeta, porque me caí una, y otra, y otra vez en el transcurso de la semana sin razón aparente.

Compartí este problema con un amigo de la familia que se encontraba de visita por las vacaciones. Afortunadamente él era un neurocirujano y ofreció hacerme un examen preliminar en casa. Claramente, mi pierna derecha estaba más débil y pequeña que la otra, pero no podía imaginarme lo grave que iba a ponerse la situación de ahora en adelante. Minutos después, su cara lo dijo todo. Era algo serio. Intente espiar desde el otro cuarto, mientras él y mi mamá discutían lo que posiblemente me estaba pasando. Mientras reingresaban a la habitación, intenté actuar lo más tranquila posible y decidí no pensar mucho de esto, desafortunadamente, la semillita de la preocupación ya había sido plantada en mi subconsciente. Sentí mi corazón latir a mil por hora, pensando en los peores escenarios que se me podían ocurrir. Intenté distraerme observando todos los regalos envueltos que rodeaban al árbol navideño que se encontraban frente a mi. Mi madre y el amigo de la familia salieron del otro cuarto con sonrisas que enmascaraban la preocupación que tenían. La familia siguió con los planes de la cena Navideña a pesar de esta nube de miedo que flotaba amenazante sobre nuestras cabezas.

Tan sólo unas semanas después, me encontraba en el Hospital del Columbia University sentada en la oficina del neurólogo. Era una triste y fría sala de espera para el consultorio. Mi pierna derecha ya era aparentemente más pequeña que la otra, razón por la que tenía que utilizar un bastón. Lo que ya era un día atemorizante se hizo aún más estresante mientras observaba a otros pacientes entrando a la sala de espera, como cadáveres vivientes durante un apocalipsis zombi. Apenas mi músculo soportaba mis huesos. Como si la vida hubiese sido succionada de estas personas. No podía dejar de ver lo que podría, pronto, convertirse en mi futuro. Pude haber vomitado en el justo momento que me llamaron para pasar al consultorio. Sentada ahí, el doctor se dedicó a ver mi reporte y luego a mi, tratando de ver por dónde empezar. El doctor finalmente asentó sus lentes y dijo, "Mayuri, creemos que tienes algún tipo de ELA, pero estás presentando algunos síntomas anormales, así que no podemos verificarlo por el momento."

Para todos aquellos que sólo pueden asociar la enfermedad con el reto del cubo de hielos, el ELA o Esclerosis Lateral Amiotrófica, también conocida como la Enfermedad de Gehrig, es una enfermedad que lleva a la muerte de las neurona motoras que controlan los músculos voluntarios. Uno pierde la capacidad de vivir una vida normal, mientras el cuerpo se ve apagando lentamente. Hoy en día, afecta a aproximadamente 16,000 personas en los E.U.A y generalmente se presenta en hombres blancos de avanzada edad. "Que suerte la mía," pensé sarcásticamente. En este momento, mi familia y yo ya habíamos recibido toda esta información de otros médicos, sobre la severidad de lo que podría estar pasando. Aún así se sentía irreal, la posibilidad de tener un diagnostico, y peor aún, uno tan peligroso. Yo pienso que en este tipo de momentos uno tiene que dar unos pasos atrás y darse cuenta que todo lo que habías considerado valioso y digno de ser alcanzado, no te lleva al destino que uno intenta llegar. Las preguntas que estaba buscando responder sobre si era lo suficientemente bonita, o merecedora, o exitosa, simplemente dejaron de importar.

Fue un tiempo caótico. Los doctores intentaron descubrir lo que me estaba causando tanto mal. Estábamos agendando citas con varios médicos. Y se me pidió que hiciera varias pruebas para ser diagnosticada. Los doctores me explicaron que, normalmente uno no puede tomar una sola prueba para ver si se tiene ELA. En realidad, uno tiene que hacerse otras pruebas para excluir cualquier otra posibilidad. Esto quiere decir que me hicieron pruebas para la enfermedad de Lyme, Vasculitis, Múltiple Esclerosis, Síndrome de Guillain-Barré, virus tropicales, y un sin fin de otras raras enfermedades. No puedo decir el número de ampolletas usadas para tomarme muestras de sangre a lo largo del año. Fui electrocutada en varias ocasiones para probar la integridad de mis músculos y nervios. Durante una prueba, tuve que permanecer sentada y recibir alrededor de 500 mi choques eléctricos. Fue tan abrumador. No conseguíamos una respuesta definitiva, pero esto cambió un año después, cuando otro neurólogo sugirió que tomará una prueba genética para ver si yo era uno de los pocos que tenía una rara mutación asociada con el la ELA. Regresó positiva y el misterio, podría decirse, fue resuelto.

Pero todo este viaje para obtener el diagnostico fue abrumador y me tomé un tiempo fuera y dejé de ir a todas las citas médicas. Fui a ver Cats en Broadway con mi familia. Mi madre siempre había querido ir a ver Cats desde que vimos una demostración durante un desfile cuando yo era niña. Claro, no estábamos tan sensibles en ese entonces como lo estamos ahora con los sentimientos de mi madre y le dije que esto sería lo último que querríamos hacer. Así que mientras pasaban los años, cuando bromeábamos, mi madre siempre nos hacía pasar un mal rato usando sentimientos de culpa, recordándonos que nunca quisimos ver el show con ella.

Esta era mi oportunidad de hacer lo correcto. Uno podría imaginarse mi emoción cuando llevé a mi mamá y hermano al teatro y los sorprendí con boletos para el show de esa noche. No importaba si hacía frío y estaba húmedo. Las calles estaban resbalosas, pero yo estaba feliz de cumplir uno de los sueños de mi madre.

Sin embargo, jamás espere que este sentimiento durara tan poco. Claro, ya habían pasado muchos años desde que lanzaron la obra de Cats en Broadway y desde entonces, incluso mejores y más populares musicales de Broadway habían sido presentados en los teatros a lo largo del centro de Manhattan. Durante el intermedio, yo digo que nuestras caras lo decían todo. Estábamos confundidos, tratando de entender por qué un montón de personas en leotardo estaban maullando sobre el escenario sin ninguna razón aparente. El tipo en el frente de mi estaba profundamente dormido mientras yo me mordía la lengua tratando de no reír mientras la escena se desarrollaba frente a mi. La cara de mi madre transmitía el deseo de querer largarse de ahí, pero estaba tan emocionada por mi gesto que sugirió terminar de ver la obra completa. Jamás creí que uno pudiera ser castigado por ser buena persona. Bueno, escuche más maullidos y perdí dos horas de mi vida que jamás recuperaría. Dolorosamente, logramos llegar al final de la obra y me morí de la risa mientras salíamos del teatro, con lagrimas de felicidad brotando de mis ojos. Comenzamos a dirigirnos hacia el coche, aún intentando comprender lo que acabábamos de ver, cuando nuestras carcajadas cesaron súbditamente cuando mi madre y hermano notaron que no podía caminar tan rápido como ellos. Con dos grandes cuadras esperándonos, termine colgada del brazo de mi hermano para recuperar mi energía para poder llegar al final de la calle. La última cuadra fue aún peor, y eventualmente, mi hermano me sentó cerca de un faro y me dijo que esperará ahí en lo que iba por el coche.

Poco tiempo después, pensaba que el tener un bastón podría ayudarme a trasladarme más fácilmente y así fue. Pero con el tiempo, estaba volviéndome más débil y lenta, y no pasó mucho tiempo antes de comprender que a nadie le debería tomar 15 minutos pasar de una cuadra a otra, sólo para sacar dinero del banco. Así que, con el consejo de mi doctor y mucha trepidación, pedí mi silla de ruedas motorizada para ayudarme a desplazarme.

Toy Story

La mayoría de nosotros no puede recordar el día que dimos nuestros primeros pasos. ¿Cómo se hubiera sentido? ¿Estarías nervioso? ¿Asustado? Escuchando tu corazón latir lleno de miedo mientras te tropezabas? No recuerdo mucho la primera vez que caminé pero si recuerdo mi primer día en una silla de ruedas y no puedo imaginar que esto fuera más fácil que tomar los primeros pasos en tu vida.

Tomar la decisión de pedir una silla de ruedas parecía irreal en ese momento, pero fue una decisión muy difícil de tomar. Tan sólo había pasado un mes desde que me caí por primera vez. Pero el hecho que tenía que graduarme y conseguir una caminadora fue causa de preocupación e hizo más fácil aceptar que al final, necesitaría una silla de ruedas. Inicialmente, dudé un poco con esta idea de pedir una silla de ruedas, pero mi vida se estaba entorpeciendo tanto cuando utilizaba la caminadora que no tuve otra opción más que seguir con mi vida y cambiar mis tacones por una silla de ruedas. Recién divorciada y relativamente joven, pensaba en ese momento, "No me veo a mi misma sentada en una vieja silla de ruedas," Así que hice lo más práctico que cualquier milenario hubiera hecho en mi situación, razón por la que busqué en Google "silla de ruedas moderna." La página de resultados mostró una gran variedad de prototipos, algunas de estas sillas mostraban sorprendentes capacidades tecnológicas. Sin embargo, sólo había una que yo creía se ajustaba a mis necesidades. Esta silla de ruedas tiene curvas lisas y lucía fantástica, como algo que realmente fue hecho para el siglo Veintiuno. Cuando les mostré a mis amigos la foto, quedaron boquiabiertos y dijeron que parecía como si fuese el Cadillac de las sillas de ruedas. Con la ayuda de amigos y familiares, pude pedir esta silla de ruedas y me encontraba contenta de poder recuperar un pedazo de mi vida. Aparentemente, conseguir una silla que se ajuste a tus medidas, no es tan fácil como comprar un par de zapatos. Se tienen que tomar varias medidas. Uno normalmente tendría que ir a la clínica para que te hagan los ajustes. Sin embargo, jamás me informaron de dicho lugar, así que me terapeuta y yo hicimos todo lo posible para sacar nuestras propias medidas.

Pensándolo bien, sin duda alguna puedo decir que no estaba equipada como para ordenar la silla de ruedas correcta. Podría haber estado jugando a la lotería porque estaba adivinando el ángulo correcto para el respaldo o el tamaño correcto del cojín que fuera el más cómodo. No tenía un marco de referencia sobre cuál sería la decisión correcta, pero esto no me detuvo y pedí mi silla de ruedas. Poco tiempo después, sentí mucha emoción en el justo momento en que recibí mi silla. La silla venía en una gran caja de madera y estaba lista para abrirla en ese justo momento. Sin embargo, me di cuenta que no venía con instructivo con instrucciones de cómo armar mi nuevo vehículo. No me sentía preparada para subirme a este nuevo mini vehículo sin un parabrisas. Me senté lentamente sobre esta bella pieza de equipo y di unas pequeñas vueltas en el patio trasero con mi familia celebrando mi logro. Se sentía bien el poder moverme de nuevo. Pero siendo honesta, ¿Cómo me iba a ir en el mundo real? El siguiente paso era salir a las calles. Así que, finalmente, después de tres meses, podía ir a la velocidad de alguien trotando. Lo único que no te dicen es que uno siente cada bache y tope cuando andas en silla de ruedas. Estaba manejando a través del parque sólo para evitar sentirme abrumada. Se sentía tan liberador, estar sobre mi nuevo juguete, pero luego, la misma naturaleza de esta operación me recordó lo cerca que estaba del suelo. Es por eso que llamé a mi silla de ruedas Urvi, siendo esta la palabra en Sanscrito que significa cielo y tierra al mismo tiempo: Libre y sujeta al mismo tiempo. A pesar de las dificultades físicas a las que me enfrentaba todos los días, estaba determinada a vivir y disfrutar mi vida, aunque esto significara aceptar una nueva imagen de mi que jamás había imaginado.

Apollo 13

No voy a mentir. Me encontraba muy emocionada por presumir mi nuevo juguete. Ese olor a coche nuevo llenando el aire mientras preparaba Urvi para salir a la calle y viajar a mi trabajo por primera vez. Al mismo tiempo, me encontraba aterrorizada sobre la idea de llevar un vehículo motorizado a través de las estrechas plataformas del metro de la Ciudad de Nueva York. Nueva York es conocido por su tráfico durante la hora pico, dentro y fuera del camino. Todos podían sentir mi ansiedad la noche anterior, así que sentí un gran alivio cuando mi primo me ofreció dejarme en mi oficina. Él me dijo que me llevaría a la salida de la Calle Chambers ya que él también trabajaba en la ciudad. Mi primo era la mejor persona a tener a mi lado durante el primera día porque él estaba tan acostumbrado a ayudar a su hermana que también usaba silla de ruedas, a navegar a través del transporte público. El viaje comenzó con mi primo enseñándome a leer las señales en la plataforma que fueran las más relevantes para usuarios de sillas de ruedas. Por ejemplo, yo no sabía que el vagón de en medio tiene conductores en ambos lados para que puedan monitorear a los pasajeros con sillas de rueda y ayudarles cada vez que lo necesitaran. Estos vagones también tenían espacio adicional especial para sillas de ruedas, un lugar donde uno podía estacionarse con toda seguridad. Me encontraba en aquellas esquinas donde uno se podía sentirse seguro apenas uno llegaba a ellas.

La hora pico en Nueva York es uno de esos momentos donde no podrás encontrar otro lugar más lleno de gente que este, incluso para una persona sin discapacidad, así que podrán imaginarse que apenas tenía unas pulgadas para pasar entre un mar de extraños tratando de empujar y abrirse camino para llegar al siguiente vagón disponible. La mayoría de las personas ni siquiera notan que estás ahí, y uno tendría suerte de que te den suficiente espacio para pasar. Sería una ocurrencia regular dejar que pasen por lo menos dos trenes simplemente porque me tomaría una eternidad llegar al centro de la plataforma mientras pasaba a centímetros de gente muy grande, gente pequeña, carritos para bebés, mochilas, niños, bicicletas y vagabundos ocasionalmente. Afortunadamente, tenía un guía conmigo en mi primer día, y a las 8:45 AM, me dejaron en la Estación de la Calle Chambers y le aseguré a mi primo que me encontraría bien durante mi viaje de tres cuadras para llegar a mi oficina.

Al día siguiente me enfrente contra obstáculos similares que esperaba vencer. Quizás tenía confianza en mi misma y tuve la idea de probar una ruta distinta para llegar al trabajo lo cual me ahorraría un poco de tiempo. Mala elección. Me subí a un tren W local y fui en camino al centro con la esperanza de pasar a la Calle Canal para llegar al tren R local. Me bajé del tren para esperar en la plataforma y me dediqué a buscar las señales sobre las transferencias. Ahí estaba, un camino que llevaba al tren R justo frente a un gran bloque de escaleras. Avancé hasta la base de estas escaleras, y miré hacía arriba, al lugar a donde supuestamente debía ir. Houston, ¡tenemos un problema! Seguramente, yo pensé, el mapa indicaba que uno podía transferir en la Calle Canal. "La Calle Canal era para todos," yo pensé. Al crecer en Nueva York, cualquiera te podía decir en donde se encontraba la Calle Canal, donde filas de restaurantes Chino-Americanos y tiendas de regalos baratos atraían a turistas de todos lados. Grupos de Inmigrantes Asiático Orientales podían verse practicando taichí o jugando una ronda de ajedrez en el parque. Yo he estado en la Calle Canal en múltiples ocasiones y no tuve problemas navegando en estos estrechos bloques de la ciudad. Pero el mismo lugar donde normalmente iría a comer un plato de sopa wonton, repentinamente se encontraba lejos de mi alcance y lejano a mi, como si no fuera bienvenida.

Al voltear a ver de nuevo el mapa, claramente vi en donde se encontraba mi error. El mapa no mostraba el símbolo de silla de ruedas en la parada de transferencia. Fui lo suficientemente tonta para asumir que esto no era requerido. Así que pensé que esta era un obstáculo muy sencillo de vencer. Simplemente, tomaría el siguiente tren a Brooklyn, luego tomaría un tren de vuelta a la estación en donde tenía que bajar. Alrededor de media hora después, me encontraba en un tren de vuelta a Manhattan, cuando de repente, el conductor anunció que el tren se saltaría la estación de la Calle Cortlandt, donde necesitaba bajar para llegar a mi trabajo. ¿Qué podía decir? Me puse a llorar. No sabía como bajarme. Me sentí atrapada. Mientras mi tren llegaba a la estación de Union Square, la siguiente estación disponible con accesibilidad a silla de ruedas se encontraba a dos millas de distancia, tuve la opción de bajarme y tomar un taxi de vuelta a mi oficina. Me senté en mi silla de ruedas con gente yendo a toda prisa a mi alrededor hasta que respiré profundamente y me empujé a mi misma para ver si podía lograr que esto funcione. Pero esta vez, el punto de transferencia al tren R local era accesible y el elevador al tren se encontraba justo en frente de mi. Finalmente, fui rodando a mi trabajo y chequé el tiempo. Lo que normalmente debió haber sido un viaje de una hora y veinte minutos para llegar a mi trabajo, me tomó tres horas completarlo ese día de puerta a puerta. Pero al final, a pesar de la frustración y miedo, puedo decir que lo logré.

La prueba de verdad llegó cuando una amiga se encontraba visitando el pueblo y decidí que pasaríamos todo el día juntas en la ciudad. Hice lo posible para planearlo lo mejor posible. Si tomaba líquidos temprano, para el mediodía podría ir al baño, llegar a la ciudad a las 2 PM, y luego regresar a las 10 PM con la vejiga llena. Esto sólo funcionaba si evitaba tomar líquidos a lo largo del día. Cada vez se hacía más difícil utilizar el baño afuera. Mis brazos se estaban haciendo cada vez más débiles, haciendo más difícil la transferencia de la silla de ruedas al asiento del baño y de vuelta a la silla. No podía saber que esperar al momento de llegar a la caseta del baño. Si tenía suerte, el baño estaría a la misma altura que el asiento de mi silla de ruedas, haciendo que sea más fácil la labor de pasar de un asiento a otro, como en mi casa. Pero la mayoría de las veces, esto era como tener un comodín en la mano. Incluso empecé a trabajar desde casa para evitar los largos días en la oficina, el cual haría que necesitara utilizar el baño que contaba con un asiento más bajo. Los recuerdos de quedarme atorada en el baño cuando no podía levantarme y el tener que llamar a mi gerente siempre quedaran en mi subconsciente. Evité ponerme a mi misma en esa situación lo más que pudiera. Pero en esta ocasión, no pude evitarlo. Todo salió bien hasta las 4 PM. Nos encontrábamos en el centro de la ciudad y ahí apareció. Esa sensación de querer orinar. "No entres en pánico," pensé. Puedo lograrlo. Nos encontrábamos cerca de la Estación de Penn y pensé que sería más seguro ir a un edificio público donde sabía que podía pedir ayuda si era necesario. Mientras llegábamos a la caseta para silla de ruedas, le di a mi amiga una lista de instrucciones. "tengo que ir al baño," dije. "Quédate afuera de la caseta porque no voy a poner seguro a la puerta." Le dije esto mientras observaba el asiento del baño. Estaba a tan bajo perfil que ya podía ver que iba a ser una tarea difícil el poder regresar a mi silla. Miré de vuelta a mi amiga y le seguí dando instrucciones, "Si no puedo hacerlo por mí misma, tendrás que pedir ayuda para que me apoyen. Hay una cabina policiaca justo fuera." Uno podía ver los nervios en su cara mientras accedía a seguir toda esa lista inesperada de instrucciones. Unos minutos más tarde, después de subirme fácilmente al asiento del baño, me encontré en una situación en la que tuve que pedir ayuda, sin duda alguna en mucho menos tiempo que la primera vez. La puerta de la caseta permaneció completamente abierta en lo que mi amiga iba en busca de ayuda.

Ahora sabía como se sentía un gorila enjaulado. Mientras mi amiga iba en busca de ayuda, me sentía como animal enjaulado en el zoológico ya que la puerta abierta de la caseta estaba justo al frente de una de las estaciones de trenes más transitadas en el país. Pasaron varios mirones, perplejos de esta extraña escena de una joven mujer sentada en el asiento el baño con una silla de ruedas a un lado. Muy pronto, mi amiga trajo consigo a dos oficiales de policía mujeres para rescatarme. Una oficial comentó que ella era una terapeuta ocupacional y que estaba en buenas manos, sin embargo su estrategia de llevarme de vuelta a mi silla de ruedas parecía contraproducente a lo que normalmente estaba acostumbrada. Intenté explicarles lo mejor que pude la forma más segura y viable de ayudarme, pero me dijeron que sabían lo que estaban haciendo. Sesenta segundos después, mientras intentaban levantarme, perdieron balance y me dejaron caer en el suelo. Para ese entonces, las oficiales sólo me tenían agarradas por los brazos en el aire mientras el resto de mi cuerpo permanecía retorcido en el suelo Les dije que estaba bien dejarme caer por completo mientras hacía muecas por su descuido. Las dos oficiales reconocieron que necesitaban más asistencia así que llamaron a sus contrapartes masculinas.

Aparentemente se requiere de seis personas para descifrar la forma de levantar a una persona discapacitada del suelo. Mientras intentaban levantarme del piso, mi silla empezó a moverse. No me di cuenta que jamás la apagué. Y de nuevo me fui al suelo, pero esta vez a propósito, para permitir que los oficiales apagaran la silla de ruedas. La segunda vez tuvo más éxito. Me tomé un momento para respirar y me sentí orgullosa de mi por sobrevivir una situación así sin entrar en pánico. Mi amiga, por otro lado, lucía bastante traumada. Le aseguré que a pesar de estar un poco agitada, ya estaba acostumbrada a esto y era normal pasar este tipo de situaciones. Claramente podías ver en su rostro que no me estaba creyendo. Nos retiramos de la estación, tomamos una taza de café al otro lado de la calle y seguimos con el resto de nuestros días como lo planeamos, esta vez con una vejiga vacía.

Choque

Conseguir la silla de ruedas fue una experiencia que había anticipado. El hecho de que ya había aceptado parcialmente que necesitaría comprar una silla de ruedas fue un gran paso hacia adelante para lidiar con esta situación. Sin embargo, no me di cuenta que sólo tenía que superar mi percepción de quien era yo en esa silla de ruedas, si no también vencer la noción que tenía la sociedad sobre mi como persona discapacitada. Estaba luchando dos batallas al mismo tiempo, sin darme cuenta que no estaba completamente preparada para lidiar con estas cosas. Mi propia lucha personal de aceptar la silla de ruedas, parecía, como algo en lo que tenía un poco más de control. Me encantaría utilizar vestidos y hacerlos más apropiados, compré un conjunto de shorts de algodón como revestimientos que usaría por debajo, así que no tendría excusa para no ir a toda velocidad en las calles, con miedo de exponerme demasiado. Encontré un par de dispositivos bonitas para cargar con mis bolsas y tazas y las monté alrededor de mi silla de ruedas. Incluso consideré la sugerencia de un amiga de poner adornos sobre mi silla de ruedas. Todas estas eran fáciles de aceptar. Pero de nuevo, es probable que la gente me diga nombres o reciba miradas o gestos rudos e incomodos que jamás había recibido con anterioridad. Esto hizo que fuera casi difícil el lidiar con la transición de poder caminar a través de la calle y sentirme libre de hacer lo que quisiera hacer, a pasar a estar atada a una máquina en cuestión de momentos. No tenía idea de los problemas que la gente con una discapacidad tiene que enfrentarse en su día a día, pero creo que uno jamás lo creería aunque uno lo viera. Recuerden, jamás recibí una copia del manual explicándome cómo utilizar una silla de ruedas en tiempo real. Así que no sabía como salir apropiadamente de un vagón repleto de personas en la hora pico. La mayor parte del tiempo, la gente es comprensiva y no guarda rencores. Pero tan sólo se requiere encontrarse con unas pocas personas insensibles para hacerte sentir menos que ellos.

Durante las primeras semanas manejando Urvi, me encontré en un tren exprés repleto y no pude llegar al espacio dedicado a las sillas de ruedas porque otras personas ya lo habían ocupado. Encontré un lugar que aún permitía que la gente ingresara y saliera del tren, pero supuse que no era suficiente. Una mujer disgustada del doble de mi tamaño entró al vagón unas paradas después de que yo entré y empezó a decir algo entre dientes a todo volumen. Traté de no poner atención pero podía sentir como miraba fijamente a mis espaldas. Su parada llegó primero y mientras ella salía del vagón, se volteó y gritó, "Gente con sillas de ruedas no deberían ser permitidas en el tren. ¡No deberías estar en este tren!" Mi primera reacción fue confusión porque no me di cuenta de lo que estaba pasando. De hecho, en ese momento, ni si quiera me di cuenta con quién estaba hablando hasta que vi toda mirada sobre mi y abruptamente recordé mi condición. Jamás había sido victimizada de esta forma, pero aquí me encontraba, el objetivo de lo que se convirtió en un duelo de gritos entre un espectador que me apoyaba y esta molesta mujer.

Fue en momentos como este que me sentí sola, frustrada y perdida. En este punto, no tenía diagnosis y no sabía lo que me estaba pasando. Empecé a tener ataques de pánico y sabía que había tocado fondo. No me era fan del sufrimiento. En algún punto, me encontré en la plataforma de la Estación Gran Central esperando por mi tren en un mar de conmoción pero apenas podía escuchar. Empecé a sentirme rebasada por mis preocupaciones y miedos. Mi silla estaba muy cerca de la orilla de la plataforma mientras las luces del próxima tren se acercaban a toda velocidad. Todos pasamos momentos oscuros en nuestras vidas, y durante esos momentos las decisiones que uno toma podrían reiniciar la trayectoria de nuestras vidas. Tuve una elección ese día, como todos la teníamos, seguir viviendo o terminar la historia de mi vida. Pero sabía que yo no era la persona que erigiría la segunda opción. Tenía que vencer esto. Lo que me ayudó fue ir a terapia y entender la importancia de contestar una pregunta en particular que mi consejero me preguntó: "Mayuri, haría alguna diferencia si recibes o no un diagnostico" ¿Determinaría el cómo te ves a ti misma? O ¿Cómo vives tu vida"? En ese momento pensé, "No un diagnostico no cambiará la forma en que vivo mi vida."

El deseo de vivir es un regalo tan preciado que en algunas ocasiones se pierde cuando otros te dicen que no hay razón de luchar. No me estaban dando una razón para luchar, así que tenía que hacer mi propia razón y creer en mi mismo más que nadie más. Hice lo mejor que pude para ignorar los miedos a los que me enfrentaba. Juré vivir mi vida al máximo, a pesar de mis limitantes físicas y me negué a dejar que me venciera el sistema subterráneo y de camiones de la Ciudad de Nueva York, sin importar como me viera la gente. No voy a mentir. Fue difícil ajustarme a un estilo de vida que uno no pidió. Pero en algunas ocasiones, necesitamos un recordatorio para seguir avanzando. En mi caso, a mi me lo recordó un encuentro inesperado.

Parte III: La Nueva Yo

Los Ángeles de Charlie

Unas semanas después de haberme acostumbrado a mi silla de ruedas, me encontraba yendo a toda prisa para entrar al elevador y bajar al subterráneo. Dentro de este me encontré con otra persona usando silla de ruedas, una mujer mayor de origen Chino Americano. Ella se quedó admirando mi silla de ruedas y platicamos un ratito. Si es que aún no lo sabías, a los Neoyorquinos no les gusta eso de charlar. Aunque podría aparentar ser una persona muy social en ocasiones, en realidad prefiero no expresarme mucho. Al final de nuestro rápido descenso en elevador, me despedí de ella y entre a mi vagón de metro. Dentro, hay dos espacios disponibles para usuarios de sillas de ruedas en ambos lados del conductor. Después de abordar, vi que la mujer decidió seguirme a mi propia esquina, dejando un espacio perfectamente vacío para estacionar una silla de ruedas en el vagón adyacente. Su silla de ruedas no era como mi Urvi, era de la vieja escuela, grande, negra y aparatosa, por lo menos así me parecía. Además de eso, ella llevaba consigo varias bolsas de plástico colgando de su silla de ruedas, bloqueando por lo menos la mitad de la puerta del vagón. Ya no estaba de buen humor para seguir platicando, pero ella insistió en aprender más sobre mi. A regañadientes, le conté mi historia de la forma más básica posible: el divorcio, mi despido, la caída, y la rápida transición a la silla de ruedas. Ella decidió hacer lo mismo, contándome su historia pero de forma más elaborada.

Aprendí que a ella la había atropellado un coche hace 14 años, dejándola en silla de ruedas. Ella se encontraba asistiendo a la Escuela Comunitaria de LaGuardia cuando sufrió el accidente. Tenía 49 años en ese entonces. En ese momento, le empecé a prestar más atención a su historia y alguna que otra persona cerca de nosotros empezaron a fijarse en nuestra platica, en esta mujer relatando su juventud apasionadamente y recordando lo difícil que ha sido ahora que está en silla de ruedas. Ella me preguntó lo que yo hacía en mi casa y de forma cortés le contesté que en realidad tenía un trabajo de tiempo completo. Sus ojos brillaron con gusto y me dijo que yo soy una de las afortunadas.

La mujer había emigrado a los Estados Unidos y decidió seguir con sus estudios en educación de la primera infancia cuando ocurrió el accidente. Ella siguió contando su historia, "Me dediqué a buscar trabajo por cuatro años después de esto, pero simplemente un día, me di por vencida y ahora ofrezco mi tiempo como voluntaria. Ayudo a educar a niños sobre la composta en Queens y en el Bronx. ¿Ves estas bolsas? Yo traigo todos estos materiales para enseñarle a los niños. Me mantengo ocupada y mis niños me preguntan por qué trabajo tanto. Les digo que esto me hace feliz, y quieren verme feliz, ¿Cierto?

Me sentí como una cretina por juzgar su apariencia. Siempre me había quejado de que otros me vieran de forma distinta, y aquí heme, cometiendo el mismo error. Lección aprendida. Mientras ella seguía relatando su historia, no podía dejar de sentirme descorazonada de que alguien con tanta determinación y pasión no haya tenido una oportunidad de conseguir un trabajo. A pesar de esto, ella siguió buscando su pasión y usó de su propio dinero para ayudar a estos niños. Sacó su teléfono y empezó a mostrarme fotos de ella en el colegio. "Esta soy yo cuando era bella." Aún lo sigue siendo pero ella se refería al ojo ligeramente hinchado que sólo podía mantener parcialmente abierto por el dañó que sufrió hace 14 años. Luego me mostró un video: "¡Esta soy yo caminando un par de pasos hace tan sólo dos semanas!" "¡Estoy esperando a que mi doctor me de el visto bueno para dejar mi silla de ruedas!" Podías sentir su emoción mientras contaba los días para esto. Ya cerca de mi parada, sus últimas palabras antes de irse fueron, "Vas a lograr salir de esta. Sólo sigue empujando. No dejes que nadie más te diga como vivir tu vida, y nunca aceptes la derrota bajo ninguna circunstancia."

Estas palabras eran la validación que había estado buscando todo este tiempo. Le agradecí y le dije que no lo permitiría.

El desear ser feliz pero hacer las cosas que no amas no van de la mano. Se requiere determinación y perseverancia ir tras algo que amas. Algunos de nosotros deseamos esas vacaciones mágicas o pasar tiempo de calidad con ese alguien especial. Sin embargo, nos damos por vencido muy rápido sin hacer el esfuerzo para lograr que nuestros sueños se hagan realidad. ¿Qué imagen tienes de ti mismo? ¿Quién quieres ser? Y ¿Cómo quieres vivir tu vida? ¿En realidad estás tomando los pasos necesarios para ser la persona que siempre has deseado ser? ¿A pesar de los obstáculos? Y cuando se pone difícil, ¿Te das por vencido tan fácilmente y te hundes en tu propia desesperación?

Seguir empujando cuando se pone difícil es el primer pilar para encontrar la felicidad. En mi caso, si me hubiera dado por vencida durante esta primera oleada de obstáculos, me encontraría deprimida, sola y asustada con todos los drásticos cambios que han sucedido en mi vida en tan poco tiempo. Pero esperaba más de la vida y esperaba más de mi, razón por la que me enfrente cara a cara a cada reto que se me presentaba para llegar al punto en donde me encuentro ahora.

La Lista de Deseos

El número de viajes de todo un día después del incidente en la Estación Penn redujeron drásticamente con el tiempo. Mi terapeuta física sugirió que utilizara almohadillas para la incontinencia, pero me negué, desafortunadamente, a costa de disfrutar mi vida al máximo. Mi capacidad de planear mis días alrededor de mi horario para ir al baño mejoraba cada día, hasta el día en que me llamaron para dar mi declaración para mi caso de Igualdad de Oportunidades en el Empleo. Parecía como si me hubiesen despedido de mi empleo hace muchos años, y me molestó el tener que tomarme el tiempo para viajar sólo para dar mi versión de la historia. Para ser honesta, odiaba la idea de tener que dar mi declaración. No me parecía algo divertido y realmente prefería seguir con mi vida, pero sabía que tenía que aguantarme y pelear por mí después de como fui tratada.

Odie aún más ese día, cuando mi abogado me advirtió que esto tomaría un par de horas, si es que no nos toma todo el día. Aquí vamos de nuevo, pensé. Lo primero que me vino a la mente fue, ¿cómo iba a ir al baño? En este momento, no me había presentado con mi abogado cara a cara, y esta sería la primera vez que nos conoceríamos. Él estaba al tanto de mi condición y que necesitaba de Urvi, mi silla de ruedas, para poder moverme. La debilidad en la parte superior de mi cuerpo empezó a cansarme, y me preocupó la idea de si iba a poder permanecer sentada a lo largo de mi declaración. Sabía que iba a necesitar ayuda, pero desafortunadamente, no pude conseguir a alguien que me escoltara durante la semana laboral. No tuve otra opción para que pedirle a mi ex-esposo que me acompañara ese día. Al principio dudó, cuando le pedí su ayuda y se sintió incómodo ya que él estaba consciente de todo lo involucrado con esta declaración y que su nombre saldría durante la interrogación. Le aseguré que todo saldría bien ya que él no estaría en la sala conmigo y que esperaría en el lobby hasta que tuviera que usar el baño. Le dije que se podría retirar apenas terminara con mis asuntos personales en el tocador. Aún así, revise muy bien con mi abogado para ver si estaba bien que él fuera mi acompañante. "Está bien", él me dijo. "Sólo asegúrate que hable con nadie."

Era una fría mañana de otoño mientras nos dirigíamos al edificio donde se llevaría a cabo la declaración. Fue agradable saber que mi viejo empleador accediera a tener la declaración en la Ciudad de Nueva York debido a mi condición, pero esta era toda la hospitalidad que recibiría de ellos. Mientras mi ex-marido esperaba en el lobby, yo entre a la sala de conferencias, llena de abogados y un taquígrafo, contestando sus preguntas por horas.

Alrededor de la 1 PM, teníamos agendado un momento para tomar un descanso y mi abogado me informó que aún se requerirían unas dos a tres horas más para completar mi declaración. Era momento de pedir apoyo. Mi ex-esposo y yo buscamos el piso que tuviera un baño privado accesible, pero este no existía. Él único se encontraba al final del baño de mujeres. Mi ex-esposo dudó de entrar conmigo, le dije que no había otra alternativa. Advertí en voz alta a toda persona dentro del baño, pero escuché puro silencio. No había moros en la costa y fui lo más rápido posible a la caseta. Para mi mala suerte, me encontré con otro baño de bajo perfil. "¿Quién hace estos retretes?" Me pregunté a mi misma. Sabía que iba a tener problemas de nuevo, pero ya era una veterana para esto entonces y realmente no lo pensé demasiado. Desafortunadamente, la forma de la caseta no me permitía hacer una transición lateral adecuada, y en este punto, pude haber ido al baño en mis manos para mantenerme de pie. Pero lo que hice fue, sugerirle a mi ex que me deslizara hacía el asiento del baño con mi tableta de transferencia. A él no le gusto ni tantito la idea pero al parecer no teníamos otra opción. Y así fue, sentada al revés en el asiento del baño, como si montara a caballo.

Después de terminar, pude subirme los pantalones con su ayuda y ya estaba lista para regresar de nuevo a mi silla de ruedas. Mi ex empezó a levantarme agarrándome debajo de mis hombros, jalando hacía atrás directo hacia mi silla, pero la tabla de transferencia seguía resbalándose. Intentamos un par de veces más antes de darnos cuenta que sería imposible sin la ayuda de otra persona. De nuevo, le pedí que pidiera ayuda y yo esperaba ver al conserje o alguien del equipo del edificio. Podrán imaginarse mi cara de vergüenza al ver que mi ex llegó junto con mi abogado, al que acababa de conocer esa misma mañana. Intenté aligerar la situación para mi misma por lo menos. "Creo que no te pagamos lo suficiente para esto," yo dije de broma. Mi abogado me aseguró que estaba bien y que le daba gusto el poderme ayudar. Después de planear una estrategia, los dos encontraron una forma de ponerme de vuelta en mi silla de ruedas. Como prometí, dejé ir a mi ex-marido de sus deberes post-divorcio y terminé la declaración sin problema alguno. Le dije a mi abogado que ahora era mi nuevo mejor amigo, y él sonrío mientras que cada quien tomaba su propio camino. Yo creo, cuando uno pide ayuda, uno nunca sabe quien aparecerá para extenderte su mano. Pero si mantienes la mente abierta, todo saldrá bien al final.

No existo el ego dentro de la palabra felicidad. El poder pedir ayuda y recibirla es un paso crítico para encontrar la paz. Siempre creí ser una mujer independiente y fuerte, alguien que podría hacerlo todo. Había esta gran satisfacción en probarme a mí misma lo auto-suficiente que era. Pero en algunas ocasiones olvidamos que necesitamos de otros para ayudarnos a seguir con nuestro propio camino. Me tomó un tiempo aceptar que debería darme pena en ver a alguien manteniendo la puerta abierta para mi, mientras me muevo a velocidad caracol con mi andador, o dejar que alguien más me lave los dientes mientras babeo pasta de dientes sobre toda mi boca. Y no me hagan comentar sobre esas noches en donde me daba comezón en la nariz y tenía que llamar a mi soporte médico para que me la rascara unos minutos a mitad de la noche. No me mal entiendan: en algunas ocasiones, mi ego se pone en mi camino y me quedo ahí sentada, negándome a pedir que alguien me rasque la cabeza. Pero al final del día, ha sido el esfuerzo y la compasión de otros que me ha llevado tan lejos. Siempre habrá ayuda cerca de nosotros. A veces, lo único que necesitamos es tener el coraje para pedirla. El segundo pilar en mi búsqueda de la felicidad requiere que uno se deshaga de su ego y tenga el valor de pedir ayuda. Aquellos que se nieguen a aceptar apoyo hacen que sea más difícil para ellos el poder hacer las cosas que aman y encontrar la felicidad.

Ser Recíproco

Cuando estaba en la universidad, recuerdo un incidente en donde pasaba cerca de un vagabundo en la calle y pensé que podría tener hambre. Terminé las tareas que tenía pendientes y decidí pasar a un Burger King para pedir algo de comer para el vagabundo. Recuerdo sentirme satisfecha conmigo mismo porque iba a alegrarle el día a esta persona. Esta sensación siguió conmigo hasta que llegué con el hombre que aún permanecía esperando en una esquina en la misma calle donde lo vi por última vez. Con una gran sonrisa en cara, le entregué la bolsa de papel café y le dije que le había comprado de comer. El vagabundo tomó la bola, la abrió y vio sus contenidos. Subió la mirada lentamente y me vio con una cara de decepción. "Oh, es una hamburguesa," dijo él. El tono de su voz borró por completo la sonrisa que tenía en mi cara. Lo primero que pasó por mi mente fue lo ingrato que era este hombre, y que había perdido mi tiempo yendo a comprarle algo de comer. Estaba siendo ingenua. Me tomaría muchos años antes de aprender mi lección.

Una noche durante mis días en la universidad, estaba sentada con mis compañeros en un entorno poco ortodoxo, en un bar de tapas Españolas a final de la calle donde se encontraba la universidad. Poco sabía yo que estaría revisitando la siguiente conversación que tuvimos muchos años después. Mis compañeros de clase comenzaron a hablar del papel que jugaron como individuos intentando hacer un cambio en la vida de otra persona, particularmente alguien de una clase social distinta. La conversación se puso un poco intensa, gracias a su servidora, mientras yo daba mi punto de vista de que no todos están en este campo por las razones correctas. Esto fue en respuesta al comentario que hizo una de las mujeres que, en efecto, estaba poniendo en un pedestal a la gente que lo practicaba. Yo discutí con ella que los individuos disfrutan dar de vuelta algo porque realmente quieren hacer un cambio en la vida de alguien o porque les hace sentir bien el creer que ellos podrán hacerlo. La segunda opción es una decisión más egoísta comparada con la primera opción, el que requiere que el individuo pueda ponerse en los zapatos de la persona que está recibiendo la ayuda, y entender todos los retos que está pasando.

Me recordó una historia que había aprendido en clase. Un grupo externo de personas quería ayudar a un montón de pescadores a generar más ingresos al invertir en una granja de peces. De esta forma, los pescadores tendrían más producto para vender. Después de un tiempo, los inversionistas regresaron y descubrieron que los ingresos de los pescadores no habían cambiado tanto, y consideraron este proyecto un fracaso. En cambio, los pescadores, vieron este nuevo proyecto como un éxito porque usaron los peces para crear una red de intercambio con el resto de la comunidad y crear lazos más fuertes con otros en el proceso. Por lo tanto, es importante para ambos, entender la perspectiva de uno y estar al tanto de tus propias parcialidades al dar de vuelta. Esta lección realmente me pegó duro cuando la vida vino a tocarme a la puerta. En un momento, yo era la individua buscando hacer una diferencia en el mundo, y de repente, me convertí en alguien que recibe ya que la sociedad sólo veía mi discapacidad. Lo que comprendí muy pronto fue que la gente quería ayudarme, pero muchos lo hacían porque les hacía sentir bien. Ellos realmente no estaban intentando entender cuáles eran mis necesidades reales y qué me haría feliz, como con los pescadores.

Aún iba a trabajar a pesar de estar en silla de ruedas. La parte superior de mi cuerpo aún permanecía fuerte y no me era tan difícil abrir las grandes y pesadas puertas de cristal para entrar y salir de la oficina. Por qué nunca instalaron una manija para abrir la puerta, nunca lo sabré. A pesar de que no me preocupaba mucho el saber como entrar y salir del edificio, si me molestaba un poco ver a un compañero, que utilizaba muletas, tener problemas intentando abrir esta misma pesada puerta de cristal. Nuestras discapacidades habían creado un vínculo entre nosotros, y en los próximos meses, nos volvimos buenos amigos. Así que algunos días, cuando yo salía por mi lunch o me quedaba esperando mi taxi para llegar a casa, la veía caminando lentamente hacía la parte de cristal y yo me aseguraba de dirigirme hacía la puerta y ayudarle a mantenerla abierta para que pueda salir con más facilidad. Realmente no pensaba mucho de esto. Yo podía sostenerla y así lo hice. Pero era extraño porque podía sentir todas las miradas sobre mi, mientras todos quedaban perplejos ante la escena de una persona con discapacidad ayudando a otra. Algunos se sentirían avergonzados e iban a toda prisa para intentar ayudar a sostener la puerta, a pesar de que yo ya me había encargado de esto. Es como si intentaran decir que yo no debería poder ayudar, y que ese papel de poder devolver algo o ayudar a otra persona no estaba reservado para mi por mi discapacidad. Aunque me sentía cómoda pidiendo ayuda, no me veía a mi misma como alguien que sólo debería recibir. Tenía algo que ofrecer al mundo y se sentía como si nadie quisiera verlo. Me estaban robando mi dignidad. No soy uno o el otro, soy ambos, yo puedo recibir como también dar. Esto hizo que me diera cuenta que cuando uno da de vuelta, es malo pensar que el que recibe es tan sólo una victima indefensa o alguien sin opinión.

Al aprender de lecciones previas, tome la decisión de siempre pensar en la persona que recibe cuando doy algo de vuelta. Como ahora estoy dos pies debajo del nivel de los ojos, ahora podía notar a los vagabundos sentados en el piso más que las demás personas. Es difícil ignorar cuando estás casi al mismo nivel de los ojos con ellos. Una fría tarde en particular, me fije en un vagabundo afuera de nuestra oficina, intentando mantenerse caliente. No tenía mucho que ofrecerle en ese momento, pero pensé en ir a preguntarle si le gustaría una bebida caliente. Cuando le hice la pregunta de que si quería algo, y si es así de qué tipo, él quedó un poco sorprendido, como si no estuviera acostumbrado a que le preguntarán las cosas que le gustan y las que no. Sin embargo, él contestó de inmediato, "Café negro, sin azúcar." Le dije que me diera unos minutos y pasé a la cafetería local para recoger su orden. El cajero había reconocido que yo iba seguido y se preguntó la razón por la que había pedido un vaso adicional de café. Le dije que era para el hombre que estaba sentado en esa esquina. De pronto empecé a notar una gran sonrisa en su cara y a toda prisa ella ofreció llevar el café al frente de la tienda mientras yo manejaba a través de toda la gente pidiendo su lunch. Le agradecí por su ayuda mientras ella me abría la puerta. Me encontré con una sonrisa familiar cuando le entregué al vagabundo su café.

Una cosa de la que me di cuenta en mi busca por la felicidad es que no todo se trata de mi y lo que yo puedo conseguir del mundo. Hay una satisfacción innata en dar algo de vuelta a otros y ayudar a tu prójimo. A lo largo de mi vida, he intentando dar algo de vuelta a mi comunidad de muchas formas, sea trabajando como voluntaria en un asilo de ancianos o en el comedor de beneficencia local. Se sentía como la pieza faltante del rompecabezas de encontrar el propósito de mi vida. Si no te has tomado un momento para pensar en alguien más que tú, te recomiendo que te des un tiempo para experimentar este sentimiento en tu viaje para encontrar tu propia felicidad. Ayudar a los demás puede ser bastante satisfactorio, como yo lo he descubierto, pero te ofrezco un par de consejos para hacer un cambio efectivo. El no estar consciente de cómo uno ayuda potencialmente podría convertir esto en un acto egoísta y posiblemente socavar los sentimientos y deseos de la persona que lo recibe. Créeme; yo también he sido culpable de esto. Hasta el momento en que yo me convertí en esta persona que recibe, no me había dado cuenta que las buenas intenciones no son suficientes para hacer un cambio.

Comprensiblemente, nos enfocamos demasiado en nuestras propias vidas cuando en algunas ocasiones no pensamos mucho en la perspectiva de las otras personas. Cuando empecé a utilizar la silla de ruedas las primeras veces, tenía a muchas personas preocupadas que me deseaban lo mejor, tratando de hacer más fácil la transición. Algunos amigos bromearían sobre manejar mi silla de ruedas e intentarían manejar mi Urvi por la cuadra. Al principio intenté actuar normal y pensé que estaba bien que mis amigos hicieran estos chistes. Digo, intentaban ayudarme, ¿Cierto? Pero yo ya no podía soportarlo, y había llegado a mi limite. Apretaba los dientes, mientras me ahogaba en chistes de sillas de ruedas. Estas esposas imaginarias que me ataban a mi silla de rueda parecían sólo ponerse más justas cada que me recordaban sobre mi discapacidad. Frustrada, lloré y le dije a mis amigos que no apreciaba sus intentos de manejar mi silla de ruedas. "Para ti," dije, "tu tienes la opción de poder pararte de la silla de ruedas al terminar con tu viaje, mientras que yo no gozo de esa misma libertad, así que podrás imaginarte ahora cómo me siento cuando ustedes simplemente pueden pararse y seguir con el resto de sus vidas?" Mis amigos permanecieron en silencio y se sintieron avergonzados, y yo, me sentí horrible por desatar todas mis frustraciones sobre ellos. Hubo un momento de silencio después de que exploté. Se prendió un foquito sobre mi cabeza cuando uno de mis amigos rompió el silencio y dijo, "Mayuri, desearía saber por lo que estas pasando porque, simplemente, no sé como ayudarte." Esto fue el inicio de mi blog; para darle a mis amigos y familiares un poco de información personal de como es la vida diaria de alguien que usa silla de ruedas. El nombre de mi blog era "Adventures with Urvi," el cual me dio una plataforma segura para expresar mis sentimientos sobre los retos y bendiciones con los que me he encontrado durante mi transición a ser una persona que necesita una silla de ruedas. Vi que esto fue muy beneficioso porque mis amigos que querían darme algo de vuelta ahora tenían un recurso para entender mejor mis necesidades, creando un dialogo para asegurar que, cuando uno dé algo, lo haga de forma efectiva. Este es el tercer pilar que descubrí en mi viaje para llegar a la felicidad. Así que sea preguntando a alguien cómo le gusta su café, a leer el blog de un amigo y los retos de ser alguien en silla de ruedas, yo te pido, como alguien generoso que da, dar a esa persona con sus necesidades en mente, porque ayudar a tu prójimo puede ser algo bastante satisfactorio.

La Turista

La vida me había enseñado que era de sabios buscar ciertas metas bajo las condiciones correctas. Condiciones a las que jamás había accedido desde un principio, pero no estaba al tanto de esto. La sociedad había impuesto un conjunto de condiciones en mi, mientras mi vida iba en transición a la silla de ruedas. Aquellos que me conocían antes de este gran cambio en mi vida estaban conscientes de lo mucho que yo amaba viajar, así que la imagen de estar atada a una silla de ruedas sugería la idea a algunos de que ya no iba a poder hacer lo que yo amaba tanto. Al principio, yo pensé de la misma forma y acepté las limitaciones impuestas sobre mi. Pero pronto aprendí que simplemente yo era la única que me estaba limitando. Decidí dar un salto de fe y planeé un intenso itinerario internacional de tres semanas. Algunas de las personas que sólo pensaban en mi bien quedaron preocupadas con mi decisión y me advirtieron de las logísticas. Sus preocupaciones eran válidas, y fácilmente podría haber sucumbido a aquellos temores sin darme cuenta. Pero reconocí que esto era un nuevo reto para mi y que estaba lista para tomar este riesgo. Honestamente, no tenía otra opción. Tenía que completar este viaje. Había esta sensación innata de que tenía que probarle a otros, si no es que a mi misma, que podía ser la persona que era antes de que la vida me arrojara todos estos.

No creo que haya suficientes listas de quehaceres para lograr que uno se sienta realmente preparado. Con mi maleta púrpura casi hasta el tope y tirada semi-abierta sobre el piso de mi sala, no pude dejar de pensar que algo olvidaba. ¿Cuáles son las probabilidades de que llueva? ¿Debería traer conmigo mi poncho? Podría hacerlo si llevo conmigo la otra maleta, pero decidí sólo llevar esta para este viaje. Sería una mala situación si al final no puedo cargar con todo esto, en caso que haya nadie disponible en el aeropuerto que pueda ayudarme. Ahí lo tienes de nuevo, tratando de prepararme para otra situación como si los aeropuertos de todas las ciudad internacionales más importantes fuesen a estar vacíos como pueblos fantasma.

Los días pasaron tan rápido, desde que reservé mis boletos hasta el día de mi salida. Fue mi primer viaje internacional. El tiempo volaba mientras esperaba mi fecha de salida. Ahora era el momento para embarcarme a mi viaje por varios países. Primero, volaría a Israel y luego viajaría en coche a Palestina y Jordania. Después, viajaría a Egipto, India y el Reino Unido. El viaje tomaría alrededor de 24 días. Antes de Urvi, solía viajar sola y el viajar era algo natural para mi. Esta sería la primera vez que viajo sola a otros países desde que estoy en mi silla de ruedas. Pero en esta ocasión, Urvi no iba a venir conmigo. Usualmente ella toma un descanso cuando salgo de la Ciudad de Nueva York porque costaría demasiado reemplazarla si algo le pasara en el viaje. Mi silla de ruedas para viajar de elección, como si tuviera alguna elección, se llama Bobbie, en ocasiones recordada como la prima más lenta y no tan atractiva de Urvi. Aunque el motor de Bobbie no es tan potente y preciso como el de Urvi, ella es mucho más ligera, pesando tan sólo 60 libras, se puede doblar como carrito para bebés, y se puede almacenar fácilmente en la cajuela de un coche. Bobbie y Urvi eran muy diferentes. Tengo una relación de amor-odio con Bobbie, ya que con ella pierdo un poco de mi confianza cuando la comparo con Urvi. Siento como si estuviera sentada sobre una silla de ruedas de verdad cuando estoy con Bobbie y cuando veo mi reflejo cuando paso por ventanas, ella jamás falla en recordarme sobre mi discapacidad. Pero estoy agradecida de tener a Bobbie para poder seguir haciendo lo que más amo – viajar.

Entre la sala y el comedor, algunos de los artículos que aún necesito empacar siguen esparcidos por todos lados: mis botas para la nieve para esas frías noches, mi diario, el cargador de Bobbie, guantes para el frío, un par medias de compresión, los dos tirantes que previenen que me caiga de enfrente la mayoría del tiempo, una mochila, un par de muletas. Bueno, quizás no lleve las muletas. Estaba de terca, pensando en llevarlas para prepararme para una situación de emergencia en el avión. Pero cuando reserve mis boletos, la letra pequeña en los sitios de las aerolíneas decía que cuando uno viaja solo deberías poder llevar a cabo una variedad de funciones, como el poder abrochar tu cinturón de seguridad, poder pasarte a tu asiento desde tu silla de ruedas. Pero lo más alarmante era la capacidad de llegar a la salida de emergencia por uno mismo. Llamé a varias aerolíneas para que me aclararan esto; sin embargo, no había un sólo conjunto de reglas. Intenté explicar mi situación como si tuviera una pierna rota. En ese momento, la parte superior de mi cuerpo seguía estando fuerte y funcional. El representante de una aerolínea dijo, mientras que no esté parapléjica, entonces todo estaría bien. Básicamente, se determinaría en el aeropuerto si la aerolínea me dejaría viajar sola o no. Más adelante descubrí que como no hay un plan de evacuación para discapacitadas, aquellos viajando solos necesitan poder ayudarse a sí mismos. Aunque terminé conmocionada, no iba a permitir que esto afectara mi decisión de viajar sola.

Antes de mi viaje, fui con mi terapeuta física y le conté que necesitaba aprender a usar muletas; necesitaba prepararme. Ella dijo que esto no sería posible, pero yo insistí. Titubeantemente ella me aconsejó que consiguiera un segundo tirante para evitar que mi pie sea arrastrado. Después de varias citas con la tienda de tirantes para obtener la talla justa, estaba lista para empezar a utilizar muletas. Con tan sólo cuatro sesiones de terapia restantes antes de mi viaje, sabía que necesitaría poner mucho empeño. Desafortunadamente, la facilidad que venía con el utilizar una caminadora desapareció con las muletas. Mi pierna derecha me seguía fallando, simplemente no podía soportar mi peso mientras intentaba mover la otra pierna hacia adelante. Durante mi última sesión de terapia física, ¡pensé en darle una última oportunidad! Sin embargo, esta visita se convirtió en una advertencia. Casi me tropiezo usando las muletas, lo más cerca que he estado de caerme en seis meses. La terapeuta física paró la sesión en ese momento, recomendado que las muletas no eran muy buena idea. Tuve que aceptar esto.

Al final, uno no se puede preparar para absolutamente todo. Pensé, "¿Sabes qué? Por lo menos tengo mi caminadora para ayudarme a llegar a una salida de emergencia, a pesar de que no es ideal para ese escenario en particular." Tuve que aceptar que no estaba preparada para toda posible situación que pudiera surgir, y eso está bien. Puede que no haya estado 100% lista para viajar sola en una silla de ruedas, pero eso no me detuvo a intentarlo, cometiendo errores, aprendiendo a ser vulnerable y depender de otros. El intentar prepararme para toda situación sólo nos retrasa y nos hace sentir ansiosos sobre el siguiente paso a tomar. Algunas jamás dan ese salto de fe porque esperan a que llegue el momento, persona, circunstancia, condición o situación indicada. ¿Pero qué tanto se pierde uno al no saltar a lo desconocido? ¿Qué hubiera aprendido uno de ponerse en una situación de vulnerabilidad y no estar completamente preparado? ¿A quién hubiera conocido y cómo hubiéramos madurado? Uno sólo sabe esto cuando da el primer paso, incluso si esto requiere que viajes al otro lado del mundo en una silla de ruedas. Mientras empacaba las últimas cosas que me faltaban, guardé las muletas en otro lado, lista para aprender y crecer en este viaje de una vida.

El aspirar a algo es trabajar para llegar a esa meta en particular, y esto requiere que esa persona esté consciente de las acciones y decisiones que está tomando. Tomar acción deliberada para cumplir nuestros deseos y pasiones es el cuarto pilar en mi busca de la felicidad. En cierto punto de nuestras vidas, buscamos menos y seguimos más. Aceptamos lo que los demás nos dicen sobre dónde, con quién y cómo buscar la felicidad, el éxito y la satisfacción, incluso si esto contradice lo que nosotros sentimos por dentro. El momento en que empezamos a seguir la idea de alguien más de lo que es la felicidad, es cuando nosotros olvidamos sobre nuestros propios caminos hasta que podemos redescubrirnos a nosotros mismos. Por lo tanto, el pilar más importante en mi viaje ha sido el estar consciente de mi mismo y ser proactivo. ¿Qué hubiera pasado si hubiese escuchado a las personas que tenían miedo de que yo viajara a otro continente sola en una silla de ruedas? Me hubiera perdido de muchas aventuras y bellas memorias. Jamás hubiera visto las pirámides de Giza o navegado a lo largo del Río Nilo por el atardecer. Jamás hubiera sido llevada en un carruaje a la antigua ciudad de Petra o presenciado dieciséis estrellas fugaces en el lapso de una hora mientras compartía una taza de té caliente con mi amiga bajo el cielo del desierto en Wadi Rum. Mi viaje me llevó a la India donde pasé tiempo de calidad con algunos de mis familiares que estuvieron ahí cuando nací hace más de tres décadas. Terminé mi viaje en

Londres, donde pasé el Año Nuevo y disfruté una estadía en un hotel de cinco estrellas cerca de Downton Abbey. Cumplí uno de mis sueños, el de ver los fuegos artificiales iluminando el Río Támesis, mientras recibíamos al año nuevo. Por mucho tiempo, esperé a que la felicidad llegara a mi, pero en realidad, siempre estuvo dentro de mi. Hice mis sueños realidad y no permití que otros moldearan mis decisiones y que se pusieran en mi camino para encontrar mi propia felicidad.

Magic Mike

Viajar a otros países en una silla de ruedas suena difícil para muchos, pero hay situaciones aún más difíciles. Por ejemplo el sistema subterráneo de la Ciudad de Nueva York. Una cosa es clara; uno no debería esperar un viaje libre de problemas en el metro de la Ciudad de Nueva York, especialmente como una persona en silla de ruedas. Tener un problema es casi inevitable. El elevador principal en la estación Main Street-Flushing que llevaba a los viajeros desde la calle hasta el subterráneo finalmente había dejado de funcionar. Me encontré a mi misma en el nivel de la plataforma del metro regresando a casa del trabajo sin forma de salir. Me di cuenta que había ciertas cosas que simplemente no podía hacer por mi cuenta. Cargar conmigo mi silla de ruedas de 250 libras y subir las escaleras sería una de estas. Pensé que tendría que viajar de vuelta a la ciudad para encontrar una estación accesible sólo para salir y pedir un taxi a casa. Es un hecho triste que la mayoría de las estaciones de metro en la Ciudad de Nueva York no son accesibles para usuarios con sillas de ruedas, y las pocas que hay, están viejas, sobre utilizadas y requieren mantenimiento constante. Lo único que sabía era que me sentía muy cansada y hambrienta, pero necesitaba encontrar una forma de salir de ahí.

Informé al gerente de la estación que me encontraba atorada y esperé por instrucciones de qué hacer después. Más adelante, empecé a buscar los números de teléfonos de las pizzerías locales que se encontraban sobre la estación. Estaba contemplando la idea de llamar para ver si podían entregarme un pedazo mientras esperaba en la plataforma. Ya a punto de terminar con mi estrategia en mi cabeza sobre como explicarle en donde me encontraba, y a punto de llamar a la pizzería, vi a un montón de bomberos viniendo a donde me encontraba. Oh si, ¡Presentando a los más valientes de la Ciudad de Nueva York! A pesar de que estaba feliz de verlos, me sentí avergonzada por todas las personas que nos observaban, tratando de ver el drama que estaba sucediendo. Los bomberos me preguntaron cuál era el problema que estaba teniendo, y lo único que pude pensar fue que "estaba hambrienta y molesta" y que no podía conseguir un pedazo de pizza. Pero en realidad les expliqué que el elevador no funcionaba y que me encontraba atrapada. Lo más que pude pensar fue que quizás iban a escoltarme a una estación accesible, así que fue sorprendente cuando los escuché hablar sobre formas de cargarme a mi y a la silla de ruedas y subir las escaleras.

Mientras compartían ideas entre ellos, al final decidieron abrazarme y cargarme, y sin perder tiempo, subir las escaleras. De repente, entré en pánico. "No, no, no creo que esa sea buena idea," les dije. Sonaba peligroso tratar de cargar 200 libras de piel y máquina sin una red de seguridad. Pero ellos me convencieron que tenían todo bajo control. ¡Confiados y sexis! En unos momentos, tenía a cuatro bomberos abrazándome y llevándome con toda seguridad a las escaleras, lo cual me pareció el viaje más largo de mi vida. Trate de no ver hacia abajo, así que trate de charlar un poco con mis nuevos amigos. Les hice saber que estaba soltera y disponible, si es que alguien estaba interesado. Ellos me hicieron sentir especial al aceptar mis avances, fue tan agradable, que al momento de llegar al final, yo estaba completamente sonrojada. Completamente avergonzada, tan pronto llegamos al último escalón puse mi silla de ruedas a toda marcha para alejarme de las escaleras. Como ya sabrán de mi buena suerte, esto de sentirme avergonzada todavía no había llegado a su fin, ya que accidentalmente, aplasté el pie de otro bombero con las ruedas de mi silla. ¡Buen trabajo Mayuri! Por supuesto, a él no le molesto, y los chicos estaban más que contentos en ver que me encontraba bien. Incluso, se tomaron la molestia de tomarse una selfie conmigo.

De lo que me di cuenta esa día es que si dejaba que me ego se apoderará de mi, seguiría atorada en la estación de metro, intentando encontrar una forma de salir. Pero al pedir y recibir ayuda, pude seguir adelante y hacía arriba, literalmente en este caso, para poder llegar a donde tenía que ir, y además, hice algunos amigos en el proceso. Ya no era esa niña asustada de fallar y de todos estos retos que le ha arrojado la vida. Ya no lloraba si me quedaba atorada en la estación. Ya no me preocupaba la idea de no poder ofrecer algo más en mi carrera. Y ya no me veía como alguien inferior, incluso si ahora tengo que coquetear en mi silla de ruedas en lugar de hacerlo usando tacones.

Eat, Pray, Love

Algunos dicen que tu carrera, relaciones, bien estar físico, y sentido de espiritualidad son algunos de tus pilares críticos para tener una vida plena. ¿Qué pasa cuando todo esto se desmorona? ¿Uno tras otro? Uno recoge lentamente las piezas y empieza a reconstruir.

¿En dónde encuentra uno la felicidad si es que no se encontraba donde originalmente pensaba que estaba? La imagen que tiene uno de uno mismo es el eslabón perdido. Tener una relación saludable con uno mismo es el quinto pilar en entender la verdadera felicidad. Algunos de nosotros no podemos entender como la baja autoestima o falta de respeto propio previene que vivamos nuestra mejor vida

No siempre me consideré alguien digna de ser respetada. No me di cuenta de lo dura que era conmigo mismo, y lo tanto que afectaba a las decisiones que tomaba en mi vida la forma en que me veía a mi misma. No fue hasta que pasé todos estos retos que finalmente entendí el daño que me había hecho. "Estaba gorda. No era lo suficientemente bonita. No soy lo suficientemente buena para el trabajo. No tenía tanto dinero como Oprah." Estos eran algunos de los pensamientos que contaminaron mi mente todos estos años. Aún así, no me di cuenta lo injusta que estaba siendo conmigo misma, y que ni siquiera me di una oportunidad, hasta que lo perdí todo.

Mientras pasaban los meses, la mayoría de las funciones de mi cuerpo, empezaron a fallar, eventualmente, tuve que dejar el trabajo que aprendí a amar. No esperes a estar tirada en cama o ser parapléjica como yo para apreciar lo que realmente importa en la vida. En algún punto, uno se da cuenta que todos los tacones que posees, significan nada si no puedes caminar. En algún momento, esos títulos bonitos de trabajo significan nada si uno cae enfermo del estrés. En algún momento, la idea del matrimonio significa nada cuando uno se siente solo por dentro. En algún momento, todo el dinero en el mundo no te parecerá tan atractivo cuando el doctor te diga que no hay cura. Es sólo cuando te encuentras solo en un cuarto, despojado de toda relación humana y de toda posesión, cuando uno tiene la oportunidad de ser honesto con uno mismo. Me tomó un poco de tiempo reconocer todas las cicatrices emocionales que me había causado a mi misma. Pero honestamente, una vez que me hice responsable de todo esto, empecé a reparar la relación que tenía conmigo misma. Al enfocarme en sentirme libre, sentirme llena y completa, encontré la llave a mi felicidad.

Tener un nivel saludable de respeto por uno mismo no deja mucho espacio para albergar malos sentimientos y emociones negativas. Escucha, realmente entiendo. Siempre habrá algún extraño que te haga enojar, o un supuesto amigo que sientes que te ha traicionado, o incluso un compañero loco de trabajo que constantemente te roba tu lunch. No puedes controlar el tipo de persona que se encuentra afuera, pero si puedes controlar cómo reaccionas ante ellas y la cantidad de tiempo que usas dejando que afecte tu capacidad de estar en paz. Respétate a ti mismo, lo suficiente para no permitir que alguien tenga control sobre ti. Ten la capacidad de perdonar a otros para que puedas estar libre para recibir tu propia felicidad.

A pesar de que mi divorcio fue mutuo, inicialmente me sentía decepcionada de la forma en que mi matrimonio terminó a tan temprana edad. Yo ya me imaginaba mi 50avo aniversario de bodas. ¿Pero quién diría que apenas llegaría a los cinco años de matrimonio? Pero yo no quería estar en una relación desagradable con mi ex-marido e intenté ser cordial con él. Algunos amigos no estaban contentos con mi método tan cordial. Ellos insistieron que debería sentir enojo e ira. Ellos no entendían la razón por la que no terminé con él en un instante, como tampoco podían entender la razón de por qué nunca hablé mal de él. Pero me dije a mi misma, "Eliminarlo de mi vida y estar llena de ira me haría sentir mejor?" La respuesta es no. Esto me causaría más dolor y me tomaría más tiempo curarme de esta situación. Tomé la decisión de perdonarlo, por todas esas veces que me hizo sentir inferior o no deseada. También tomé la decisión de perdonarme a mi misma por pensar que era inferior a él, y por permitir que él me hiciera sentir de esta forma. Ahora, me siento agradecida por la amistad que tenemos sin el estrés adicional de pretender ser algo que no éramos. Por fin era libre.

Ya libre de toda sensación de enojo, decepción y resentimiento, finalmente pude enfocarme en repararme a mi misma. Todos estos años preocupándome de cómo me veía o si encajaba, simplemente ya no importaba, ya que los músculos de mis brazos y piernas empezaron a deteriorarse. Mi doctor inicialmente me advirtió que no debería perder mucho peso ya que esto podría acelerar el progreso de la enfermedad. Aterrada, dejé de hacer las cosas que amaba unos cuantos meses después de empezar a usar la silla de ruedas. Mientras mi cuerpo pasaba por una gran cantidad de cambios, suprimí mi deseo por vivir y empecé a sentirme enferma espiritualmente.

¿Conocen esas historias donde uno muere, y milagrosamente, la vida le regresa en un instante? Aspiran esa dulce bocanada de aire fresco que los trae de vuelta a la vida. Similarmente, esto me sucedió y jadeé. No pasé por todos estos retos que me hicieron más fuerte como para darme por vencida. No me trajeron de vuelta a mi dulce casa para dejarme ir. No recibí el apoyo de amigos y familiares simplemente para desmoronarme. Tenía que luchar. Tenía que luchar por mi misma. Sapere Aude. En Latín, "Atrévete a saber."

Ya había tenido suficiente y decidí irme en contra de las ordenes del doctor. Aparentemente, el esforzarse de más es algo que no recomiendan para los pacientes con ELA, ya que podría acelerar el progreso de la enfermedad. Decidí hacerme cargo de mi cuerpo y me uní a un gimnasio de box para liberar todo el estrés, perder peso y al final, sentirme bien conmigo misma. Poco sabía yo, que al gimnasio al que frecuentaba, Work Train Fight, fue mi consuelo mientras empezaba a amarme a mi misma sin importar como lucía. Los empleados y los otros visitantes siempre me recibieron con una cálida sonrisa, gente que no me juzgaba, ya que me encontraba ahí por las mismas razones que ellos – para cuidarme a mi misma. Al pasar las semanas, me sentí más cómoda conmigo misma y dejé de odiar el ver mi reflejo al pasar por las ventanas de las tiendas. Me sentí tan cómoda conmigo misma que decidí disfrazarme de gran cangrejo rojo para Halloween. En esta ocasión, no me importó que se me quedaran viendo e incluso tomando fotos de mi sentada cómodamente en mi silla de ruedas con una pinza agarrando el poste mientras viajaba en metro a mi trabajo.

Al mismo tiempo en que estaba aprendiendo a amar mi cuerpo, también estaba aprendiendo a celebrar mi identidad, algo que no había considerado antes. Recuerdo que mis formularios de investigación de seguridad para mi trabajo federal me preguntaban sobre mis contactos en el extranjero. Puse todos los nombres de mi familia extensiva en la India y en Pakistán, pero había hecho todo lo posible para no encontrarme o involucrarme con otros individuos que no fueran ciudadanos Americanos. Algunos de mis antiguos colegas me dirían que jamás hubiera pasado por esta investigación debido a toda esta gente que conocía, y por mis antecedentes culturales. Esto me hizo sentir como si hubiera algo malo dentro de mi, como si no encajara, como si fuera la patita fea que nadie quería. Ahora, cuando recuerdo todo esto, no puedo imaginarme pasar por todas estas situaciones sin los mismos amigos y familiares que puse en ese formulario de seguridad. Esa misma gente a la que evite contactar regularmente ahora son mi mayor sistema de soporte. Ya no me daba pena mi origen o preocupada de si encajaría o no. No tenía que probarle a nadie que tan Americana era. Amo a mi país y amo a mi familia. No hay nada de malo en amar a los dos. Con una nueva apreciación por mi misma, finalmente empezaba a sentirme completa.

Jamás hubiera llegado a donde estoy ahora sin mis amigos, familia, circunstancias y bendiciones que han llegado a mi. Uno no puede completar su viaje sin tener una sensación de gratitud. La gratitud es como tener una guía apunta a la dirección correcta. Sin ésta, simplemente estaríamos perdidos y tomaría mucho más tiempo encontrar nuestro camino. Sin la gratitud, mi viaje pudo haber terminado de una forma muy distinta y posiblemente me llevaría a un camino de desesperación y depresión.

A veces es difícil ser agradecido por lo que tenemos cuando parece que lo hemos perdido todo o que nada está en nuestro control. Pero te puedo asegurar que si uno se empuja a sí mismo, para encontrar ese lado positivo en cada situación, uno se encontrará más cerca de encontrar la verdadera felicidad. Así que, a pesar de la decepción inicial, sigo estando agradecida por el fin de mi relación porque tuve la oportunidad de enfocarme en mi misma y no preocuparme por ser la esposa de alguien. El día de hoy, tengo tiempo para enfocarme en curarme a mi misma y empecé a meditar regularmente, algo que probablemente nunca hubiera hecho al estar casada. No sólo estoy reparando mi relación que tengo conmigo misma el día de hoy si no también estoy estableciendo la base de las relaciones que tendré con otros en el futuro.

Sin importar el dolor de perder mi trabajo, la experiencia me salvó de aguantar más estrés en un ambiente laboral hostil que ya había hecho el suficiente daño a mi confianza y autoestima. Tuve que regresar a la Ciudad de Nueva York, a la que probablemente nunca hubiera regresado si no me hubiesen forzado. Me regresaron a una lugar de seguridad y amor justo a tiempo cuando empecé a enfermarme. Sin importar que mi vida haya quedado de cabeza después de esta repentina oleada de retos físicos y diagnósticos, estoy agradecida por como la vida empezó a ir lo suficientemente lento para poder observar lo afortunada que era. No todos cuentan con este gran sistema de soporte de amigos y familiares dedicados. Hay personas que carecen de acceso básico a un seguro médico y yo fui afortunada de contar con los servicios y tecnología apropiada para ayudarme a seguir disfrutando las cosas que amo. El ir más lento me ha permitido darme cuenta de aquellos que probablemente hubiera ignorado en mi vida pasada. Ahora no puedo evitar notar a otra persona con una discapacidad, sentada sola en el parque o a esa persona sin hogar, invisible a la vista, agachada en una esquina o esa persona mayor quien intenta pasar a través de una calle transitada. Mi discapacidad me ha abierto los ojos y estaré siempre agradecida. No cambiaría nada de mi viaje porque finalmente me siento completamente agradecida y tengo una nueva apreciación de quien soy yo realmente.

Ahora que me veo al espejo, veo a una nueva yo. Alguien a la que no reconocía antes. Alguien a la que amo. No se a donde me está llevando la vida, pero mi viaje ha valido la pena hasta ahora. Ahora se, que soy la mujer más afortunada en el planeta y nunca hubiera podido ver esto si no fuese por los retos a los que me enfrenté. Mi perseverancia y determinación evitaron que deje que mis circunstancias detuvieran mis esfuerzos. Me siento cómoda dejando a un lado mi ego y pidiendo ayuda para llegar a donde necesito estar en mi vida. Al dar de vuelta de forma responsable, ahora puedo vivir una vida llena de propósito y permanecer fiel con quien soy en realidad. Al ser deliberada con mis acciones, de ahora en adelante, no dejaré que la sociedad moldee mi futuro sin mi consentimiento. Y finalmente, al aceptarme y amarme a mi misma, perdonando mi pasado y al sentirme llena de gratitud, es cuando pude sentir la verdadera felicidad.

Una vez que pude sentir estos cinco pilares, supe que me encontraba en el camino correcto a la felicidad. Ahora yo me defino. Yo elijo vivir mi vida bajo mis propios términos. Elijo celebrar todo el amor y bendiciones que me rodean. Elijo recoger mis propias piezas rotas y construir mi vida de nuevo. Elijo no ser una discapacitada, sino una persona con capacidades únicas. Volveré a crear mis sueños, a pesar de que no serán los mismos de antes. Viviré mi vida al máximo, a pesar de que tengo un modo diferente de traslado. Me acepto y me amo a mi misma, incluso las partes rotas porque todas estas forman quien soy y la verdad, soy asombrosa. Y por último, yo se que alguien me amará por quien soy, como todos ustedes lo harán. Así que, le agradezco a Dios por todos los retos que ha puesto frente a mi. Finalmente entiendo que todos los caminos en mi busca de la felicidad llevaban a mi.

Muchas Gracias a

Editor de Desarrollo
Cate Hogan
www.catehogan.com

Editor de la Versión
Sam Wright
www.fiverr.com/samwrightwrites

Transcripción
Candace Prince-Modeste
www.modestesolutions.com

Fotógrafo de la Portada
Steven Duarte
www.stevenduarte.com

Fotógrafo de la Contra Portada
Tina Boyadijeva
www.tinabfoto.com

Diseñador del Sitio Web
Chand Nirankari
www.mangotechcreative.com

Camarógrafo
Alberto Ortiz
www.aortiz11.com

Mentor
Kathy and Steve Kidd
www.wehelpyouthrive.com

www.ingramcontent.com/pod-product-compliance
Lightning Source LLC
La Vergne TN
LVHW010620100826
845148LV00014B/3054

* 9 7 8 1 7 3 4 6 9 5 3 1 1 *